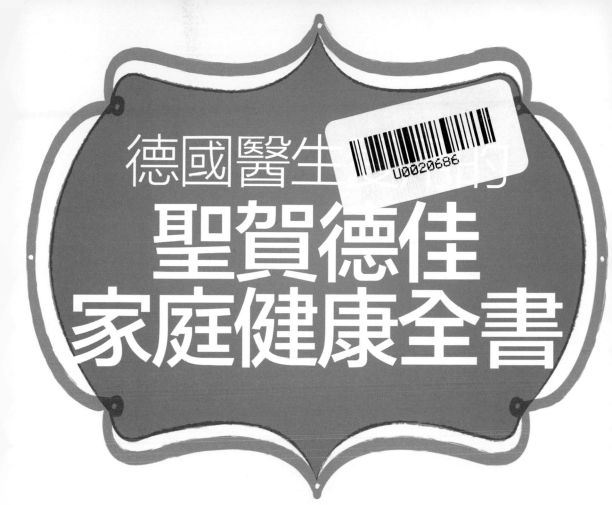

德國醫生最愛用的

聖賀德佳
家庭健康全書

臨床實踐聖賀德佳自然療法三十餘年的德國醫生

浦多科 Dr. med. Michael Ptok ——著

王真心——譯

Die Hildegard–Hausapotheke
f ü r die ganze Familie

CONTENTS

CONTENTS

CONTENTS

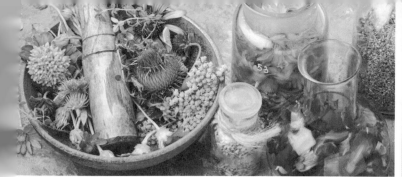
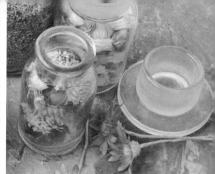

1
前言

　　如果生活在八百五十多年前的人們能夠像賀德佳‧馮‧賓根（Hildegard von Bingen，以下簡稱聖賀德佳）一般，在當今仍然受到重視和「讓人感到興趣」，那麼此人必定散發出特殊的魅力。顯然，這些人跨越了時代，傳遞著智慧和真理。聖賀德佳是中世紀最著名、最迷人的女性之一，她的魅力延續至今，在全世界都受到重視。她是為數不多的教會女性聖師之一，被認為是一位普世的學者，同時撰寫了神學、教義、自然醫學、音樂和詩歌……等等作品，其中還包括了重要的書信。下一章將會簡短地介紹聖賀德佳，概述她豐富的心靈層面和宗教層面的作品。

　　聖賀德佳的自然醫學已受到廣泛的關注，她的盛名與自然療法是息息相關的，因為在實踐上取得了驚人的成功，甚至可以讓未曾受過正式醫學訓練、卻對此感興趣的外行人來使用。通常是自己或家人的疾病和痛苦推動我們處理生活和健康或康復的問題，剛開始往往會關注疾病的預防和治療的面向。我們第一個考慮且渴望的是：來自大自然的、有效且無副作用的藥方。雖然全家藥櫃在三到四代以前仍然是家戶必備的藥櫃，但是這類的知識和運用在今天基本上已經失傳了。不過已經有越來越多的人重新挖掘這個歷史悠久的傳統。聖賀德佳知識提供了有效而且經過測試的另一

種選擇，同時兼顧了預防與治療兩個面向——預防以及自我負責的自我療癒。

這一切從有益人體健康的食物和健康飲食開始，延伸到藥草和香料以及來自樹木的產物和療癒石，聖賀德佳與她之後大約一百年後的道明會神父、主教和教會聖師大亞伯（Albertus Magnus OP），都提到過這種基督宗教式的礦石療癒學。

本書以完全獨立的方式敘述了這種歐洲傳統醫學和修道院醫學在疾病預防和治療應用上的可能性，自 1985 年以來，在我三十多年的自然醫學全科臨床實踐中，每天都見證到這一點。在自我負責的自我療癒下，顯示出良好的效果。

本書的目的在於：使用每個人都能理解的語言為聖賀德佳醫學的實際應用提供指導。因此，並不全然使用科學術語。儘管如此，我希望醫療保健專業人士也能從中得到靈感。

最終，這本書應該會鼓勵您更加自覺地走上自我全人健康的道路。聖賀德佳的觀點是將自然醫學和人類帶入一個偉大的宇宙脈絡中，我們今天仍然融入在其中，可以對此做出貢獻。除了自然醫學之外，生命的意義和目標、克服危機、前景和希望的跡象等問題也是生命重要的議題，尤其會出現在受到嚴重疾病威脅的情況下。（請參見第 9 章 為自己的生命作定位——聖賀德佳式的全人生活）

我非常感謝我的妻子艾格尼絲（Agnes Ptok），四十多年來，她一直為我的自然醫學工作提供重要的推動力，並帶我走向聖賀德佳的道途上。我還非常感謝我的同事Dagmar Hofmeister，她為診所寫下許多文本和臨床指導，這些都收錄在本書中。

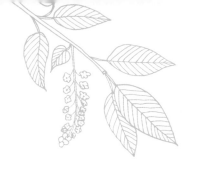

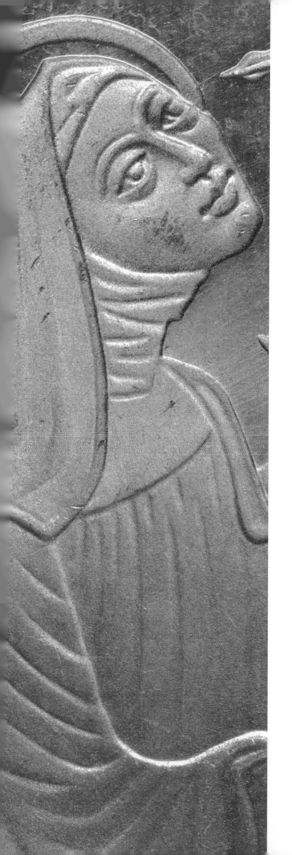

2

聖賀德佳

簡介

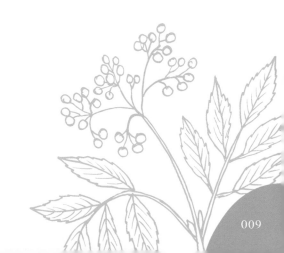

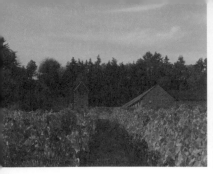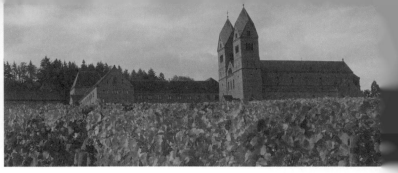

　　聖賀德佳（1098-1179）雖然出生在一個男人主導的世界裡，但是她活出了精彩的一生。她因著包羅萬象的神學、音樂和自然醫學作品，以及與各種階層的人頻繁活潑的通信往來聞名於世。這位勇敢的女性同時兼具了多重的身分，既是一位本篤會的女會士、賓根魯伯山和艾賓根兩座修道院的女院長、女先知、神秘主義者、自然醫學醫生、顧問，也是位警世者，她曾與教皇、皇帝和國王等最高層級的重要人士誠心交談過，甚至型塑了她的時代，至今她遺留給後世的作品仍然持續地影響著後世。2012年，她榮列為教會聖師。在教會兩千多年的歷史中，只有三位女性在她之前獲得此一殊榮：西班牙亞味拉的大德蘭（Teresa vpm Avila）、錫耶納的聖加大利納（Katharina von Siena）和法國里修的小德蘭（Therese von Lisieux）。

　　聖賀德佳出身自貴族家庭，是父母親的第十個孩子，年幼時展現了天賦異稟，以及對於聖言真正意義的洞察力。在《聖賀德佳的一生》（*Vita sanctae Hildegardis*，簡稱 Vita）中，記載了五歲聖賀德佳的軼聞，她「看見了一頭母牛……母牛身內有隻小牛……它是白色的，並帶有多色的斑點在前額、腳和背部」（Vita, 第81頁）。小牛出生後，模樣很明顯地正如「聖賀德佳所預測的一般，一切如是」（Vita, 第81頁）。

　　她的父母親很快意識到，聖賀德佳擁有特殊的天賦，決定將她送到遠親尤姐（Jutta von Sponheim）處修道，她住在一個附屬於狄士博山（Disibodenberg）修道院的女子小型修道院中。

　　她日後所見的神視，內容主要是宗教精神方面的，但也有自然和自然醫學方面的主題。聖賀德佳自述，她收到的所有這些「神視」，是在她身心清醒、意識清晰下，用內在的靈性之眼所見，用內在之耳所聞，而不

是……在神魂狂喜中」（LDO, 第 20 頁）。為了確定並確認自己所見的這些神視的真實性

聖賀德佳尋求支持和建議。「我將神視內容託付給一位僧人，他是我的神師……（他）指示我將它們悄悄地寫下，好讓他看到內容和它們的來源。但是，當他意識到它們來自上帝時，他開始……非常謹慎地與我一起工作」（Vita. 第 35 頁）。

在魯伯山修道院成立時，修道士兼神師福爾瑪（Volmar）作為聖賀德佳的知己和秘書，陪伴著她一起離開狄士博山修道院，並與其他修女一起遷移到新居魯伯山修道院。尤姐師父（Jutta）過世之後，聖賀德佳於 38 歲時，被選為繼任者，擔任修道院女院長。

今天，賓根的魯伯山修道院只剩下修道院教堂的地基和牆壁拱頂。她在萊茵河對岸的艾賓根城建立的第二座修道院，也就是當時她每週兩次乘船探視的這個地方，現在一分為二：一處是宏偉的修道院，於 1904 年重建，高高聳立在葡萄園上；另一處則是位在半山腰的教區教堂，同時也是一座朝聖教堂，它建在第二個修道院的地基上，裡面供奉著聖賀德佳的聖髑。

聖賀德佳還住在狄士博山修道院的女修道院時，便開始「在她 42 歲那年寫書……根據聖神的啟示」（Vita, 第 82 頁）。她的大部分著作都是屬神學性和屬靈性的，其中三部主要的神學著作值得特別一提。第一部是《當知之道》（Scivias，簡稱 SC），即教皇尤金三世。在 1147／48 年的特里爾會議上親自確認它們是來自上帝的神視文件。《當知之道》一書中有著令人印象深刻的圖飾和文字，描述了天地萬物的發展，以及人類在宇宙中的地位。主題圍繞著人類既是尊貴偉大，卻又脆弱渺小，在人生中掙扎奮鬥以找到正確的道路。聖賀德佳指出人類展望著最終的救贖，以及在天上耶路撒冷城中的圓滿。她的第二部作品是《畢生成就》（Liber vitae Meritorum，簡稱 LVM）。這本書在第 10.1 章有更深入的探討。

第三部是聖賀德佳老年時期的作品，被稱為《天主的化工》（Liber

Divinorum operum，簡稱LDO）。它包含了對自然和宇宙、身體和靈魂以及造物主和人的整體觀。清楚的闡明人類對自己的思想和行為所擔負的非凡重責大任。

聖賀德佳的音樂作品展現出對當時而言相當新的風格元素，其中包括77首聖歌以及描繪善惡鬥爭的小歌劇〈力量之戲〉（*Ordo virtuum*）。另外，還有大量的信件流傳下來。

兩部自然醫學著作為《疾病的起因與治療》（*Causae et curae*，簡稱CC）和《醫藥書—大自然受造物不同屬性的精微力量》（*Physica*，簡稱PH）。這兩部作品將在第10.2章中作更詳細地探討。她的神學著作也與和健康有關的內容交織成一體。聖賀德佳在72歲之前，有過四次的佈道旅行，告誡或鼓勵神職人員與一般百姓。

透過擁有最高權力的教皇尤金三世的認證，聖賀德佳在她所處的那個時代已經享有盛譽與認可。她一直堅稱，她從來沒有出於自己的意願或出於自己的自由意志行事。聖賀德佳始終沒把自己放在首位，這一點很重要。她視自己為造物主的代言人，將天主的指示傳遞給人們。

這一種獲得知識的途徑對許多人來說並不容易理解——然而，在所有文化中，總有一些敏感的人被賦予特殊的天賦，他們領受神聖的旨意然後傳達給人們。與天主之間的親密關係也讓她有力量忍受晚年對她的修道院所頒發的禁令，並採取不同的作法。這是根據不合理的指控所發布的禁令，並對修女的日常宗教活動施加了相當大的限制。在聖賀德佳去世前不久，她透過向教皇上訴，這項錯誤施加的禁令才得以解除。

當聖賀德佳於1179年9月17日蒙主寵召時，正如人們所描述的，那天傍晚的天空中，出現了「兩條明亮閃耀的圓拱線，中間有一個大的……微紅、閃爍的十字架……作為天主給與的（象徵）」（Vita, 第70頁）。

改善人們此時此地的生活，一直是我們的目標，我們為此提供幫助以及給予藥方。聖賀德佳的眼光遠遠超越了有限的人生，直達圓滿的生命目標和永恆的救贖。

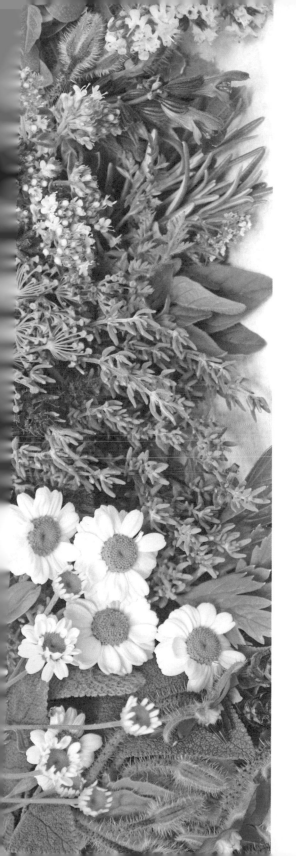

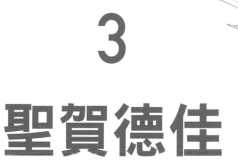

3

聖賀德佳

醫學基礎

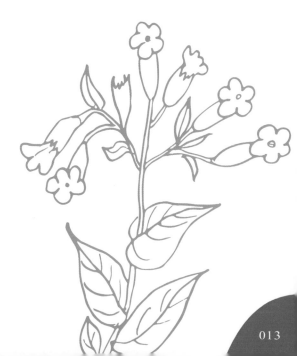

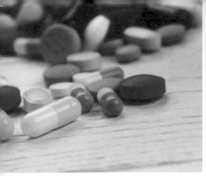
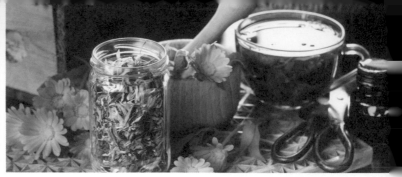

3.1 自然療法和聖賀德佳醫學的作用方式

3.1.1 聖賀德佳醫學和藥物醫學

所有自然醫學的作用方式，包括聖賀德佳醫學，在與西方正統醫學相比之下，都可以獲得最好的呈現。例如：學院派的醫學將各種病原體視為傳染病的主要原因，因此，治療時使用抗生素來對抗細菌、使用抗病毒藥物對抗病毒，以及使用抗真菌藥物來對抗真菌。這些藥物可以提供幫助並具有挽救生命的作用，但它們也有副作用。特別要提到的是，由於過度頻繁使用抗生素而導致抗藥性，使藥物失去效用。同樣廣為人知的是，抗生素對腸道中的有益細菌產生負面影響，而這些益生菌是代謝過程以及維生素合成與生產過程中所必須的菌種。

3.1.2 調節醫學的自然療法模式

有另外一種不同的思考模式型塑了自然醫學。自然醫學不是藉助化學藥物來消滅病原體，而是專注於促進、恢復和維持整個人的健康。法國醫生和科學家克勞德・伯納德博士（Claude Bernard）非常簡短地表達了這一觀點："Legern'est rien, le terrain est tout"，即：細菌（細菌、病毒、真菌）無足輕重，環境才是一切。

這個說法的核心在於免疫系統，它在感染或疾病的發展、傳播和限制上起了的關鍵性作用。如果免疫系統處於「警覺」且活躍狀態，病原體就不會傳播，也不會導致疾病。我們可以從冬季的感染性疾病或流感流行浪潮中看到這個觀點的相關性。儘管病毒猖獗，隨處可見，隨時可以接觸到人們，但只有

少數人會生病,其他人仍然能夠保持健康。但是,免疫系統更差的人,甚至可能罹患肺炎。

自然醫學的目標在於:在初期或疾病不太嚴重的情況下,盡快地去刺激防禦力,通常都會成功。聖賀德佳敘述的本草藥方特別適用這種方式,但是,必須要嚴格遵守治療的限制和正確的劑量(見下一章)。

聖賀德佳的藥物不僅用於治療感染,還適用於治療各種不適、疼痛和疾病。調節醫學的自然醫學模式幫助我們理解這一點。在供應暖氣的控制電路的技術中,爐灶、散熱器、水流、恆溫器和外部傳感器之間存在有一種精確的協調性,好使室溫保持恆定。人體會做出相應的反應,也是因為人體內有經過精密設定的控制過程,只是這種工作常被忽視,只有在出現不適症狀或疾病時才讓人注意到這種調節與改變。

例如:女性月經週期或童年時期的生長荷爾蒙調節,以及以下看似理所當然的功能,好比無論環境是霜凍和極度燥熱,身體始終保持約36°C的恆定溫度,消化過程中的有序代謝過程也是同樣的道理。聖賀德佳式的自然醫學和程序給予身體正確的刺激,將「暖氣」帶回其正常管道,即重新調節身體和器官功能使它們獲得控制。透過這種治療方法,甚至可以減輕精神上的痛苦。因此,這種治療也被稱作是秩序療法或調節性的治療。

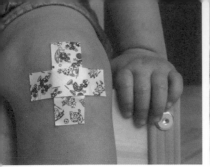
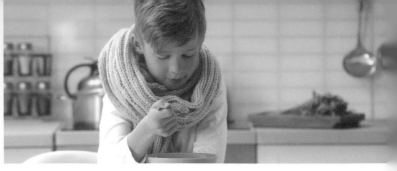

3.2 自我療癒：可能性和限制

　　成功的療癒，先決條件在於有機體能夠快速激活自癒能力。對於包括年輕人和老年人在內的大多數人來說，如果找到了正確的藥方，通常都會非常有效。在開始為自己做治療之前，問題浮現了：我能夠且被允許帶著自我負責的心態為我的家人和自己進行治療嗎？還是應該尋求治療師的幫助？

3.2.1 對藥方的反應

使用藥物後可能的反應如下：

- 有明顯的改善。這表示所作的選擇顯然是有效的，應該繼續服用，直到疾病的症狀完全消失為止。

- 無反應，無改善，無惡化。通常，在出現急性不適的情況下，至少應等到 24 小時後才改用下一個合適的治療藥方，之後根據「成功」與否來作決定或詢問醫學專家。

- 非常嚴重的不適可以在 15～30 分鐘後改變配方。至於慢性疾病則需要 1～4 週的時間才能考慮接下來的後續藥方，因為有機體反應較慢。

- 出現輕微的惡化。這裡要檢查看是否改變治療方法就足夠了，還是需要諮詢治療師。

- 但是，如果症狀明顯惡化，無論如何都必須立即尋求醫療的建議。尤其是當患者的一般狀況明顯惡化，例如：疼痛增加、明顯嗜睡、冷漠和無感、反覆嘔吐、嚴重噁心，甚或是出現呼吸急促和虛弱的情形。

採取和開立聖賀德佳藥方時，沒有嚴格的規則，明智的作法是依照個別需求採取針對性的方法。這也是出自聖賀德佳的敘述，她反覆提到在任何事情上都採取正確的衡量標準，即是中道。

服用的間隔

3.2.2. 服用與劑量

症狀越嚴重，則越頻繁地給予藥方，是明智的。

一般來說，適用於：

- 每隔 60～120 分鐘一次。

非常嚴重的不適，例如：耳痛

- 每隔 5～10 分鐘（可能每隔 15 分鐘）

慢性疾病：

- 每天 4 次

慢性的不適：

- 每天 1～2 次

用量

個別的藥物劑量和葡萄酒煎劑的給藥量，取決於病人的年齡和體質。

粉末形式的植物或植物複方

兒童的用量要比成人少。

**不適症狀
獲得改善**

疾病症狀緩解後，逐漸增長服藥的間隔。直到沒有症狀以及其後的 2～3 天。

對於粉末狀的植物或植物複方，最常見的劑量是：

孩子們	⅛ ～ ¼ 茶匙
青少年	¼ ～ ½ 茶匙
成年人	¼ ～ ½ 茶匙
年長者 和／或 非常虛弱者	¼ ～ ½ 茶匙

葡萄酒煎劑

12 歲以下的兒童	每 1 歲 1 滴，作為單次劑量（可以減少約 1～2 滴），最多加到 12 滴
青少年／成人	1 茶匙～2 湯匙
敏感的人	1 茶匙～½ 湯匙
年老體弱的人	1 茶匙～½ 湯匙
孕婦和哺乳期婦女	1 茶匙～½ 湯匙（可能更少）

蜂蜜汁

聖賀德佳將蜂蜜汁當作是葡萄酒的替代品，可以避免用到酒精。為此，將 ½ ～ 1 茶匙的蜂蜜放入 ½ ～ 1 杯溫水中攪拌，使蜂蜜溶解。

藥膏用量

患有皮疹或濕疹的患者通常會對許多食物和藥膏過敏。因此建議先將藥膏擦拭在一小塊皮膚上，觀察看看會不會有過敏反應？如果耐受性良好，可以根據需要，將藥膏塗抹在更大的區域。

3.2.3 更換藥方

越是急症，就越需要快速的療效。如果效果不如預期，則應盡快更換下一個更適合的藥方。如果第一種治療沒有反應，通常需要在一天後更動，很少會提前。但在非常急性的不適情況下，15～30 分鐘後就可以更動配方了。

慢性疾病需要1～4週的時間，才可以考慮使用後續藥物，因為有機體的反應較慢。

使用化學製劑進行治療時，通常也可以加上聖賀德佳式的治療，因為它具有添加性、補充性的效果，不會干擾化學藥物的預期目標。這是一般自然療法的經驗。個別案例，應根據具體情況與醫生討論添加此一療法的可能性。

使用本草做治療的期間，很少會出現意外反應。如果有不預期的反應出現，可能的原因是：

3.2.4 西藥治療，使用聖賀德佳的本草藥方作為支持

3.2.5 藥物帶來的意外和不良反應

好轉反應

所謂的好轉反應在自然療法中是件眾所皆知的事。藥物會刺激身體，讓免疫和調節系統更加努力工作，然而，身體的反應卻會有短期的不適，感覺病情惡化了。這些反應最容易出現（如果有的話）在拖了一段很長時間的慢性不適症。我們可以做以下的比喻，它們相當於一種「悶燒的火」，現在被點燃了，好讓體內先前汙染有機體的病菌或「有害物」燃燒殆盡。第二個比喻是，未經訓練的人剛開始鍛煉肌肉，會感到肌肉酸痛鐵腿，不過在這之後肌力就增加了。因此，好轉反應是一個很積極的信號。這表示，藥物有效。只是「惡化階段」應該很短暫，在幾個小時或一兩天後就會消退，並迅速改善健康。暫停治療直到身體的「反應」完全消退就足夠了。之後，才能以較低劑量或較不頻繁的頻率重新開始治療。如果耐受性良好並且沒有進一步的不適反應，幾天後可以增加到原來劑量。如果又再次出現惡化反應，則應停止治療。如果有任何不確定的情況，應該要找醫生釐清病情，這是重要且必須的。

不耐受性

與藥物或食物一樣，因不耐受性而必須停止使用香草藥的情況極為罕見。這些可能是非特異性的（假性過敏），或者更罕見地代表了真正的過敏反應。皮膚或粘膜最有可能受到影響，很少是呼吸道或循環系統。若發生過敏反應，必須立即停止使用草藥。如果已經知道病人對食物 和／或 草藥過敏，則必須避免使用這些藥物，改用其它可能適用的藥物。如果有任何不清楚的地方，必須尋求專業的醫療建議。通常家族有特定已知的過敏和不耐受性。您務必要知道過敏原屬於哪個植物家族。這方便您推斷其它可能的過敏原。

惡化

治療期間出現了不適症狀而致病情嚴重的惡化，通常是產生疾病的其它原因導致的，必須進行醫療上的檢查以釐清病情。在這種情況下也有必要停止使用藥方。

結論

如果出現持續不適或較長時間的好轉反應，應該看醫生作檢查，並且為謹慎起見，必須停止使用藥物。

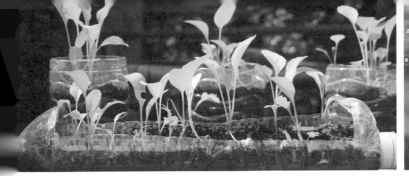
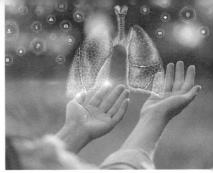

3.3 新陳代謝

生命有機體運作的過程，例如：食物的消化和更進一步的處理、身體組織和細胞的更新、血液熱量和能量的供應、為每個身體細胞提供氧氣的呼吸、排出不再需要或不再使用的「物質」等等，都是透過新陳代謝的機制作調節。因此，我們吃的食物被分解成小的基本成分，並重新組合成適合我們身體的建構材料：腸道中的酶將動物性和植物性蛋白質（稱為蛋白質）分解成小分子，即氨基酸，然後讓它們轉化為人類的蛋白質，如肌肉細胞或骨骼細胞的蛋白質，再重新組裝。相應的代謝過程還有碳水化合物、脂肪……等等。

幾個世紀以來，或者更精準的說法，幾千年來，排毒或「解毒」的主題一直是自然醫學中的重要議題。但在西方主流的學術醫學和臨床醫療中，一旦提出有關患者可能需要排毒的問題，往往會受到略帶憐憫地訕笑。有機體內不斷累積的代謝產物必須被處理排除，以防止日益增多的殘渣滯留，身體提供了一個明智的裝置，透過不同的器官來解毒，例如：肝膽、腎、肺、腸道（請參見第 3.5 章腸道——具有多種任務的器官）、皮膚（例如：透過出汗）以及其他器官的粘膜，還有子宮透過每月經血來排毒。

3.3.1 排毒／解毒

肝臟是人體主要的代謝和解毒器官，位於右上腹。作為一名「化學家」，主要負責分解食物和建立身體必要的材料。在肝臟和大多數的身體細胞中，上述代謝活動都會產生廢物。

3.3.2 肝臟

一般觀點認為肝臟僅只藉由分解酒精使生物體解毒，這並不完全正確，肝臟負責體內的許多分解（Abbau）過程（請參見第 3.3.1 章 排毒／解毒）。所以它可能老早就受到空氣、水、食物、藥物、激素或環境汙染物中的各種化學物質的汙染和損害，甚至早在內科無法證明有此事之前即受損了。

醫學實驗室中肝臟的功能主要是由肝酶來決定，尤其是 GOT、GPT、 γ -GT、AP 和膽紅素。即使是具有完全正常的指數，也可能已經出現了功能性肝臟代謝的缺陷。對此的一種解釋是：當單個肝細胞的覆蓋物（細胞膜）不完整，具有滲透性（多孔）時，會導致更多的肝酶進入血液中使得指數上升。只要細胞膜仍有其應有的功能，肝臟值就會保持在正常範圍內。然而，此時細胞的內部只能有 70％ 的工作量，並且出現明顯的局限。不過，此點無法根據所謂的檢驗指數來確定，於是患者就錯誤地被告知，他們完全健康。如果進行徹底的身體檢查，在觸診之下，便會發現到肝臟組織變硬 和／或 肝臟部位在按壓時會有疼痛感，這可能表示細胞功能下降。同樣的，我們可以透過各種自然醫學的方法來辨識功能衰弱或代謝衰弱。

通常患者會表達哪些與肝臟相關的不適症？舉例如下：對食物不耐受與食物引起的脹氣，尤其是對含油的食物敏感，大便顏色偏淡，偶爾也會出現情緒波動。這種對情緒的影響也是聖賀德佳所提及的，這是眾所周知。不過，她的說法有所不同。

在第 8 章 聖賀德佳的營養學中敘述了對情緒產生積極影響的食物。

在氣質學說中，自希波克拉底以來，有被稱為是「膽汁型的人」，他們是膽汁外溢的人（譯按：常生氣）和所謂的「憂鬱者」，他們的黑膽汁過多。這些見解直到今天仍然很先進，

絕不是過時的，並且明確的指向要適切地支持肝膽系統。

腎臟對引流毒素有重大貢獻。尿液中（harnverpflichtet）的物質隨尿液排出，包括那些在代謝過程中產生的水溶性「殘渣」。腎臟的功能限制也和肝臟的情況一樣，通常早在血液在實驗室化學檢查顯示出肌酐和尿素的變化或異常指數之前，器官就已出現了功能限制。超音波的檢查往往也無法明顯有效地觀察到。

第一個線索可能是：
- 眼睛或臉部周圍腫脹（水腫），
- 排尿不足，感覺沒有排出足夠的水。在男性身上，還包括攝護腺肥大。
- 腎臟部位敏感（背部最後一根肋骨上下左右各半手寬），
- 在接受醫師或自然療法醫師做檢查時，腎臟部位對按壓感到敏感。

代謝產物並不總是能夠完全地排泄掉，例如：我們可以觀察到，關節和血管有增厚現象（動脈硬化）、膽囊或腎臟中有囊腫或結石形成。有機體無法去除的物質，即所謂的「殘渣」，會被儲存在垃圾桶中，亦即在非特異性結締組織中，也稱為間葉組織。然而，這個「垃圾桶」的大小因人而異。這意味著有些人可以更長時間地應對這個負荷，而另一些人則提早發展出不適的症狀。

對所有人都適用的是：有一天垃圾桶裝滿了，結果就是生病。

使用雨水桶的例子來做說明，是再恰當不過了。起初雨水桶子可以容納大量的水，到最後，只要一滴水就足以讓桶子溢

流。就疾病而言，這意味著：有時（顯然）很小的病因就會引發疾病，不過我們卻忘記了先前收集在桶子裡的巨大負擔，往往得在回顧中才認知到這點。

3.3.5 自然醫學的重要性

這些描述顯示，自然療法和聖賀德佳醫學的舊經驗是多麼有意義！可以用在病人身上，並保持他們的健康。在自然醫學的治療中，個人廢物沉積物一再地被去除，讓身體的負荷減少，也就是排除毒素。由於間葉組織也是非特異性身體防禦的載體，因此引流毒素也能增強免疫系統。

引流毒素最重要的可能性和方法是：進行血液淨化（根據聖賀德佳的方法，見下一章）、拔罐、用艾條作艾灸或錐體灸放在靠近皮膚的部位進行溫灸、改變飲食、禁食、身體活動和使用適合的聖賀德佳式的本草藥方（請參見第四章全家藥櫃）。

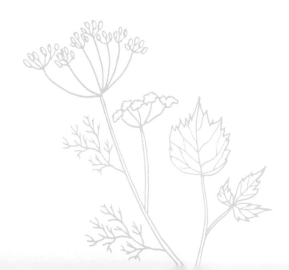

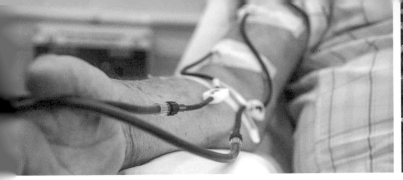
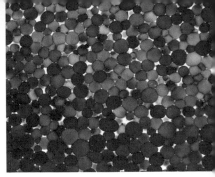

3.4 聖賀德佳的血液淨化法

　　迷你血液淨化法對聖賀德佳來說是一種有效的排毒和解毒的措施，有其重大的意義。相較於後來中世紀的濫用，聖賀德佳明確的警告不要過度大量和使人變得虛弱的放血。正因如此，我們可以根據她留下來的信息，在當今的現代自然療法中實踐血液淨化法，並獲得成功的經驗。

「迷你放血」針對的最重要疾病與不適症如下：

- 循環障礙
- 高血壓
- 硬化症（各種沉積物）
- 動脈粥樣硬化，也就是心臟冠狀動脈硬化
- TIA（大腦短暫的循環障礙）
- 中風之後（中風）
- 心臟病發作後
- 流鼻血（沒有任何器質性可檢測的原因）
- 眼力弱／眼部不適
- 脂肪代謝障礙
- 女性荷爾蒙問題，包括更年期
- 月經過量或過少
- 肺淤
- 可能患有憂鬱症和傷心
- 風濕病
- 肝臟不適，伴有膽道功能障礙
- 頭部有壓力

「迷你放血」也可以作為預防措施。一年一次進行的預防性血液淨化，類似於春季大掃除或更換汽車機油。

3.4.1 疾病圖像和特徵

血液淨化後的飲食

在進行血液淨化後的兩三天，必要遵守幾個簡單的飲食原則，例如：避免奶酪、生冷的水果和蔬菜以及油炸食品，不要加重新陳代謝的負擔。

頻率：

這種血液淨化每年作一次就足夠了；根據聖賀德佳的說法，兩次血液淨化前後至少要相隔三個月。

聖賀德佳在她的著作《疾病的起因與治療》（*Causae et curae*）中使用了一個圖像化的比喻：只有在滿月之後的六天，血液才會好似大海一般。垃圾（我們今天將它翻譯為毒素或殘渣）在這段時間內像泡沫皇冠一般地漂浮在水面上，在刺破肘部靜脈後，它們會以深色的血液流出。一旦血液變淡，就是健康的血液了，此時必須停止放血。

聖賀德佳放血的特點是：

- 僅抽取相對少量的血液，約 30～80 毫升。男人，對應於在住院期間因手術 和／或 嚴重疾病而會消耗掉的量。女性在月經期間每月平均會失去 50～70 毫升的血液。在捐血的情況下，抽取的量甚至可以為 450 毫升。
- 所需的量可以通過血液的可見顏色變化來精確確定，從最初的深紅色到幾乎黑色再到更淺的紅色。
- 治療對月亮位置的依賴性起初可能看起來很奇怪，但它非常有效，例如：從植物生長中得知此點。

3.4.2 應用

今天，小型放血，也被稱為「聖賀德佳式的血液淨化法」，通常每年進行一次，注意事項如下：

在滿月後的第 1 日至第 6 日之間進行放血，可以使用稍粗的針管，要在完全空腹下放血。非常虛弱的患者 可以／或應該 事先進食一些熱的東西。讓血液慢慢流出，這點很重要！血液應該滴入到杯子裡，讓軟管末端接觸到杯底。大約 20～30 毫升後，不時將軟管的末端稍微提起，讓幾滴血液滴在表面上，然後再次浸入其中。在光線充足的情況下，通常在 30～50 毫升後，很少在 80 毫升或更多之後，便可以看到血液顏色明顯地變淡。此時，血液淨化的目標已經達成了，針管可以拔除。患者對血液顏色產生的變化總是印象深刻。

根據賀德佳的說法，溫和的血液淨化在男性身上可以進行到 80 歲，女性甚至進行到 100 歲高齡為止。

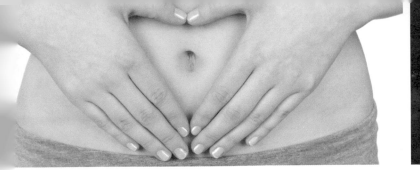
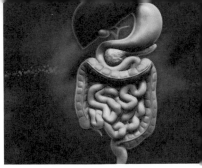

3.5 腸道——具有多種任務的器官

腸道不僅僅是消化食物、排泄其殘留物和分解產物的器官。腸道複雜而重要的意義日益進入到人類對自身健康的意識當中。其焦點在於腸道對免疫系統的功能、維生素的積累、維持腸道屏障以防止過敏、代謝過程包括解毒以及所謂腹部大腦的作用。科學醫學也對以上這些關聯性表現出越來越大的興趣。在自然療法方面，消化道一直被視為一個整體——從口腔到直腸。整個腸道系統的虛弱可能表現在舌頭明顯的顏色改變或舌頭上的舌苔，還有消化系統的障礙。

3.5.1. 微生物群（腸道菌叢）

各個消化階段各有不同的必要和有用的腸道細菌菌叢，這是使所有任務能夠順利運行的先決條件。這些有益細菌與人類合作（共生），主要存在於口腔以及小腸和大腸中。這意味著它們為它們的「宿主」執行著生存的重要任務，但同時它們自己也從中受益。因此，它們被稱為共生體或口腔菌叢和腸道菌叢，最近也稱為微生物群。它們數量之大令人難以想像，達到一兆之多。這些菌叢的組成，取決於相關人的飲食習慣。例如：

主要食用植物性食物或素食的人的腸道菌叢與食用肉類食物的人的腸道菌叢大不相同。正如澳大利亞研究人員的發現——情緒因素也對腸道菌叢產生正面或負面的影響。細菌的相互作用可以比擬為森林的生態平衡，既帶來穩定，也要應對來

自寄生物（Schmarotzer）的干擾。幾十年來，完整無損的腸道屏障所帶來的效果一直是自然療法中特別關注的主題，並通過研究機構的許多科學研究得到證實。免疫系統與腸道息息相關，它與多種酶和防禦細胞聯手形成一個重要的防禦系統。從外部而來的巨大干擾會造成這個系統的負面影響，使其「崩潰」。例如：服用抗生素會嚴重擾亂腸道平衡，不過服用抗生素在個別情況下確實可以挽救生命。一種可能的後果是專業領域中已知的「抗生素相關性腹瀉」。偶爾也有因大量出血的腹瀉而必須住院的案例，這是眾所周知的。常見的副作用還包括了持續性的不適症，如：消化不良、腹痛和胃腸脹氣等。

如果抗生素是不可避免的，最好在使用藥物治療期間開始作預防，無論如何，在事後要以自然療法的方式來支持各種「好腸道居民」重新再生。

熊茴香複方粉蜂蜜梨和對開蕨（蕨類）藥飲已被證明特別有效（另見第5.4章「胃、腸道和消化不適」）。理想情況下，您自己的生物體會保護菌叢的多樣性或者重建它們。調查顯示，如果沒有這種重建的協助，腸道菌叢的完全再生可能需要長達九個月或更長的時間。

即使對乳糖和果糖的不耐受，在促進有益腸道細菌的同時，再加上針對部分過往使用抗生素治療及其副作用方面的排毒和解毒，都會有很好的改善。

3.5.2. 便祕

針對排便頻率的問題，答案不一。從自然療法的角度來看，（幾乎）每天消化是值得期待的，因為這可以透過及早的排泄和解毒來減輕腸道細胞的負擔。相較之下，因為不健康飲食造成了過少或不規律的消化，會對腸黏膜造成更大的負擔。由於較長的通關和停留時間，經過腸道應該要排泄出去的「廢

物」，就會與大腸的粘膜細胞有更長時間的接觸，尤其是大腸細胞。可能的後果（但不一定）是腸道疾病，如炎症（克羅恩病、潰瘍性結腸炎）或腫瘤。（有關便祕治療的可能性，請參閱第四章全家藥櫃 洋車前子，第 89 頁和第 5.4 章 胃、腸道和消化不適）。

3.5.3. 膽汁

為了規律和有秩序的消化，消化酶（特別是來自胰腺）和肝臟的膽汁是絕對不可或缺的。它們在一起將碳水化合物（糖）、蛋白質和脂肪分解成我們可用的的碎塊，生物體根據自己的需要重新組裝這些碎片。在醫學上有術語「膽汁分泌」（cholerese），說明膽汁作有節奏的流動，如果此流量不足或停滯，則會影響消化性能和食物的利用率。膽汁也決定大便的顏色。如果顏色偏離正常的棕色色調，可能代表肝臟代謝較弱或者是膽汁的產生或流動受到干擾。

3.5.4. 腹部大腦

腸道細胞在形成幸福激素「血清素」上扮演了另一個重要的角色，它們主要儲存在胃腸道，血清素是由蛋白質的構建材料色氨酸生成的，色氨酸必須與食物一起攝入，例如：它們包含在斯佩爾特小麥（丁可小麥）、燕麥、小麥以及豆類、南瓜、栗子、扁桃仁、蘋果、魚、雞肉和火雞肉裡面。血清素影響腸道神經和大腦的功能，還有情緒。它有助於好心情、內心平靜和滿足，並減少焦慮和改善抑鬱。最近的研究支持腸道神經系統的多重關係，它作為「腹部大腦」與大腦神經系統連結。1862 年，由德國病理學家奧爾巴赫（Dr. Leopold Auerbach）博士發現腸道的供應帶有神經，而且第二個神經叢位於腸壁（粘膜下）內。兩個神經叢均有著廣泛的任務，甚至猜測腹部影響到直覺式的決策，這議題一直到西元 2000 年左

右才正式在學術界引起更廣泛的研究。這提供過敏症和各種神經系統疾病的治療方法，例如：過動症、帕金森氏症、阿茲海默症和多發性硬化症（MS）。

3.5.5. 淋巴系統

與腸道相關的淋巴系統構成整個淋巴系統的主要部分。有鑑於此，健康腸道的重要性以及腸道功能的支持和維護，對於許多健康領域都是重要的。除此之外，良好、全營養的飲食可以對此作出重大的貢獻。您將在第 8 章「聖賀德佳的營養學」中找到相關的說明。

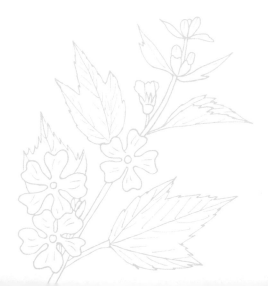

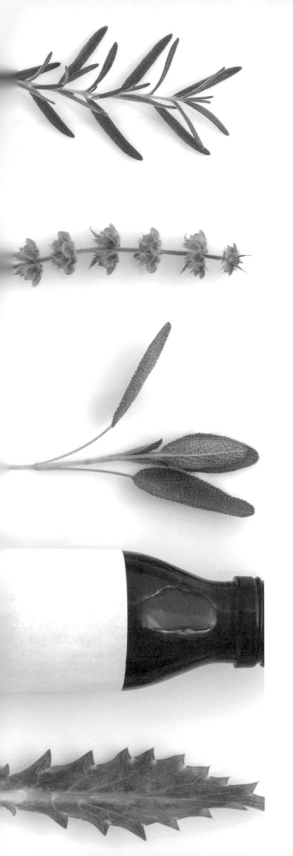

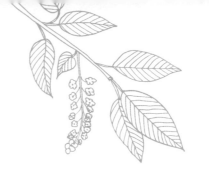

4

全家藥櫃——

藥方 A–Z

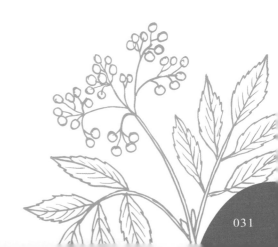

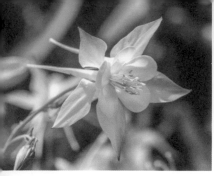
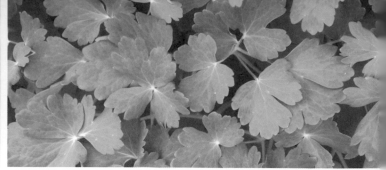

危險！

縷斗菜 的 花 有毒，不能使用在醫療上。

聖賀德佳寫道

若有人淋巴腺體腫脹，可以經常食用縷斗菜，淋巴腺體病症就會減輕。因為淋巴腺體是由啃噬人的黏液引起的，能夠以這藥草療效驅散。（PH，第 123 頁）

注意事項

Skrofeln 是 淋 巴組織的腫脹，尤其是在鼻咽和頜骨區域。

縷斗菜 （カズ）｜ Akelei（Aquilegia vulgaris）

　　在花園裏常可見到縷斗菜的芳蹤。德國的花期是在 5 月至 9 月（台灣約在 12 月到隔年的 4 月份）。縷斗菜一般開的是粉白色的花朵，不過也有些會開粉紅色和深藍色的花，從花瓣即可輕易的辨認出。它的綠葉可供食用，而且深具療效。

　　縷斗菜可以入藥，做成兩種不同的藥物製劑，各自具有獨立不同的治療面向：

- 縷斗菜葉或縷斗菜葉粉末（Pquil。Aquilegiae）
- 縷斗菜蜂蜜

縷斗菜葉（Foliae aquilegiae）
縷斗菜葉粉末（Pquil. aquilegiae）

應用領域：

- 淋巴結腫脹（尤其是兒童）
- 咽扁桃體增生（Adenoide 腺樣增殖體）
- 顎扁桃體肥大（Tonsillen-Hypertrophie）（常伴隨著夜間打呼）
- 耳鼓積水（Paukenerguss）
- 鼻息肉和鼻竇息肉

劑量：

嬰兒	1 歲以上的幼兒	每天一次	每次 ¼ 葉或 ⅛ 茶匙糭斗菜粉末
兒童	3～7 歲的兒童	每天兩次	每次 ¼ 葉片或 ⅛ 茶匙糭斗菜粉末
小學生	6～12 歲	每天 2～3 次	每次 ½ 葉片或 ¼ 茶匙糭斗菜粉末
學生和成人	13 歲以上	每天 2～3 次	每次 1 葉片或 ½ 茶匙糭斗菜粉末

 持續時間：4～6 週。在這段時間之後，淋巴結或扁桃體的尺寸應該會縮小。如有必要可以在休息 2 週後，重複進行糭斗菜療程。

糭斗菜蜂蜜

應用領域：

- 上呼吸道痰液堆積
- 咳嗽／支氣管炎（痰液大量分泌）
- 流鼻涕／鼻竇刺激／鼻竇發炎（痰液大量分泌）明顯反覆地清喉嚨、吐痰或有分泌物由鼻腔流到喉嚨。

 製備：將 4～5 茶匙的糭斗菜或 7～8 個葉片的糭斗菜葉片切碎。將它們與約 4 湯匙蜂蜜攪拌均勻。

 劑量：4 歲以上，每天 ¾～½ 茶匙，每天 3～4 次。

 持續時間：4～6 週。如有必要，可以在休息兩週後，再重複 2～3 週。

注意事項

如果可能的話，取新鮮的綠色葉片，否則可以跟藥房訂購磨成粉末的葉片，然後配水服用。

聖賀德佳寫道

「如果有人吐出很多痰，應該以蜂蜜醃製糭斗菜，並經常食用，可以減少痰量，並將其潔淨。糭斗菜的寒性和蜂蜜的溫性互相混合之後，來自溫性和寒性體液的痰液就會減少。」

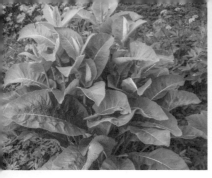
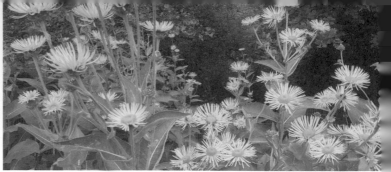

土木香 │ **Alant**（**Inula helenium**）

　　這個 2 米高的大型植物，開黃色的花朵，是多種不適症的治療配方，療效令人印象深刻。

土木香葡萄酒（**Dec. inulae**）

應用領域：

- 肺部疾病帶有化膿性黏液
- 咳嗽／支氣管炎帶有化膿的痰液（尤其是黃色或綠色的痰液）
    - 同時伴隨著頭痛（單側頭痛）
    - 偏頭痛／頭痛傾向或半側頭痛 和／或出現肺部不適症狀時，眼睛有混濁現象
    - 出現肺部疾病同時，水晶體混濁（白內障）

　　如果痰液化膿，特別要考慮使用土木香，除了肺部疾病，頭部和／或眼睛會產生不適症狀。

　　製備：1 湯匙的土木香葉片（Foliae inulae），單獨或／與土木香根部（Radix inulae）以 1：1 的比例放入到 ¼ 公升的葡萄酒中混合，直到葉片收縮（1 小時至數小時）之後，將它過濾。重複上述步驟，再次使用葉片或是葉片根部放

入葡萄酒中浸泡，直到它們也有所改變後再次地過濾。

 劑量：急性症狀，每天 3～4 次，每次 1 湯匙。

慢性症狀，每天 2 次，每次 1 湯匙。

 持續時間：急性疾病為 4～7 天。

慢性病需要 2～4 週。

如有需要，可以在休息 1 週之後，再重起一個療程。

聖賀德佳寫道

土木香具有溫暖與乾燥的質地，內含十分有益於人的力量，全年都可以將乾燥的或生鮮綠色的土木香浸泡在純葡萄酒中。但是，當它在葡萄酒中逐漸收縮時，它的強度便減弱了，此時應該扔掉它，然後放新的下去浸泡。

如果有人肺部患病，應在進食前後每天適量飲用此葡萄藥酒，它可以清除肺部的毒物（即膿液），並抑制偏頭痛，且可潔淨眼睛。但是，如果有人過度經常飲用此葡萄藥酒，那麼會因為它過大的強度導致傷害。如果你暫時沒有葡萄酒可以浸泡土木香，則如上所述，取蜂蜜和水製成純淨的蜂蜜汁，將土木香放入其中並飲用。因為它的暖性非常乾燥，所以它會因葡萄酒的溫暖和葡萄酒汁液而減弱成擁有特定的水分含量，或者透過蜂蜜和水的甜性而獲得舒緩，從而使不良的體液遠離人體。（PH, 第 91 頁）

注意事項

受到細菌感染的痰液會呈現黃色或綠色；相反的，受到病毒感染的痰液多數為無色或白色。

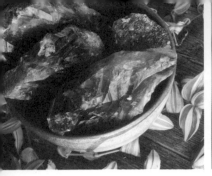
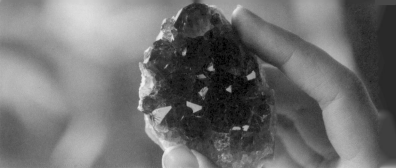

紫水晶 | **Amethyst**（Amethystus）

　　除了紅碧玉之外，紫水晶是最常被用到的療癒石，它可以療癒很多不同的不適症狀，並且以下列兩種形式呈現——作為石頭和作為紫水晶水來使用——都已被證明了療效。

使用療癒石做治療

　　許多人對於使用寶石或療癒石來作治療，抱持著懷疑的態度，基本上是有其道理的，尤其是在人們深入探究它們相關的物質性質之後。

　　關於寶石，以下這兩點會引起人的反感：

1. 有些人認為使用礦石作治療是出自「新時代」的密教系統，因而加以排拒。

2. 持有第二種意見的人認為：石頭的成分是死的物質，因此根本沒有作用。

　　對於第一點，聖賀德佳在礦石書的前言中，針對礦石作了以下的表述，她寫道：「但是，天主重新塑造亞當朝向更好的方向，祂不允許這些寶石的光澤或效力消失在人間，而是想要它們在大地上成為光榮、祝福和藥物，也讓它們成為人類的裝飾。」（PH, 第 247 頁）

　　對於第二點，透過使用高倍率電子顯微鏡，礦物學家

的科學研究證明了，石頭的基本晶格中有一個又一個的礦物質，例如：鈣原子在晶格中「四處遊蕩」，並且有時會通達到表面，這些變化的「凸起」可以透過高解析度的顯微鏡顯示出來。

　　慕尼黑礦物學教授舒爾茨（Schultz）稱這些石頭內的一個個原子為「香料」，並且證實了：石頭會對周遭環境作出反應，與環境息息相關、彼此互動。我們可以說，它們是活的。在臨床工作中，患者總是報告說，他們使用了礦石，並且獲得了驚人的改善。

應用領域：

- 囊腫
    - 卵巢（Ovarien）
    - 乳腺（哺乳動物）
- 良性腫瘤（生長）
    - 皮膚腫瘤
    - 疣
- 腫瘤
- 網球肘（上皮炎）
- 肌腱硬化
- 外傷（腫脹）
- 瘀傷

 用法：先用自己的唾液將石頭潤濕，然後用石頭在患部腫脹處來回摩擦（使用滾石方式）幾次，過程中不時用

**聖賀德佳
寫道**

如果身體的某個部位，有一個剛形成的腫脹，可以將紫水晶用口水沾溼，用這個沾濕的石頭接觸腫脹的部位，這個腫脹的部位就會漸漸消腫，最後便會消失。因為有了唾液帶來的溫暖濕氣（因為唾液有時對人類的健康很有療癒效果）與石頭的溫暖相混合，就會將在此聚集的不正確熱性與不正確冷性解除。（PH, 第272頁）

唾液弄濕它。之後，讓它停留在腫脹處 15～30 分鐘或用紗布繃帶固定。如果有開放性的傷口或出血性的傷口，在其周圍來回摩擦即可。

 用量：每天 1～3 次，每次 2～3 分鐘。

持續時間：1～6 週。

 臨床經驗：使用紫水晶作療癒總有很令人瞠目結舌的效果，它類似於香董菜藥膏，也可以將兩者結合在一起使用。唾液是附加的有效成分，我們可以從動物身上觀察到這點，它們會舔舐受傷的身體部位。

紫水晶水

應用領域：

- 臉部有斑
- 臉部的皮膚疹

用法：除上述舔石頭方法外，可以將半公升的水加熱，以木勺子盛裝紫水晶放在水蒸氣的上方 3～5 分鐘，之後將此紫水晶放到熱水中約 2～3 分鐘，等水冷卻之後，用此紫水晶水洗臉。

 用量：每天 1～2 次。

 持續時間：2～3 星期。

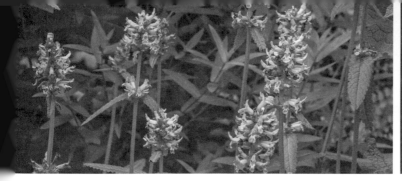
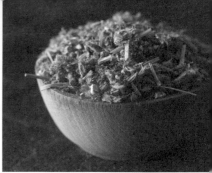

歐夏至草 | Andorn（Marrubium vulg.）

　　歐夏至草性溫，有足夠的汁液，對不同的疾病有療效。
（PH, 第47頁）

　　該植物有以下的已知製備形式：

- 歐夏至草、葡萄酒和奶油的配方（提取物：歐夏至草）
- 歐夏至草茴香蒔蘿葡萄酒
- 歐夏至草蒸氣浴／熱敷
- 歐夏至草蜂蜜葡萄酒

歐夏至草、葡萄酒和奶油的配方
（提取物：歐夏至草）

應用領域：

- 喉嚨痛
- 喉頭發炎（咽炎）
- 打鼾

　　製備：1.1 平茶匙的歐夏至草，加上 40 毫升的水（約兩個烈酒杯的水），用中火煮約 4～5 分鐘，使水不至於完全蒸發，然後過濾。

2. 將 80 毫升（¾ 酒杯）的葡萄酒加入到剩下來的水中（或使用 1：1 酒水比的葡萄酒 與水的混合物，見「注意事

聖賀德佳寫道

如果有人喉嚨感到不適，應該在水中熬煮歐夏至草，用布過濾煮過的水，然後加入兩倍的葡萄酒。之後，他再將它們倒入另一個碗熬煮，並加入足夠的油脂（Schmalz）。他應該經常喝這酒，如此喉嚨會被治癒，因為歐夏至草強大苦性的力量，與葡萄酒及油脂相混後，可以消除喉嚨的病症。（PH, 第47頁）

注意事項

在聖賀德佳時代，葡萄酒中的酒精濃度較低，葡萄酒的使用量較多，現今採用 1：1 比例的葡萄酒與水，代替使用純葡萄酒是合理的，如此可以減少酒精含量，也較接近中世紀時的配方。對於聖賀德佳所提到的油脂（Schmalz），可以使用奶油（Butterschmalz），在臨床上，奶油也被證明是有效的。

聖賀德佳寫道

此外，咳嗽的人應該將等量的茴香和蒔蘿，加上 ⅓ 份量的歐夏至草（由於歐夏至草很苦，因此分量只需要 ⅓ 即可），一同放入葡萄酒中熬煮，用布過濾，然後飲用，如此咳嗽就會消失。咳嗽源自於肺和肝的不適，而歐夏至草可緩解這些不適，蒔蘿會使咳嗽變乾，再配合茴香與加糖的葡萄酒，即可治癒此人。(PH, 第 47 頁)

項」），快速煮滾。

3. 加入 1 茶匙收集好的無水黃油（Butterschmalz）或奶油。

 劑量：配製好的藥量一次全部或分兩次喝。每天服用 2～4 次。

 持續時間：2～7 天。

歐夏至草茴香蒔蘿葡萄酒
（Dec. marrubiifoeniculi-aneti）

應用領域：

- 咳嗽／有痰的支氣管炎
- 肝代謝不良的咳嗽／支氣管炎

 製備：歐夏至草茴香蒔蘿葡萄酒有現成的成品可以購買，或也可以自行製作：

1 茶匙的茴香籽

1 茶匙的蒔蘿

⅓ 茶匙的歐夏至草

放入 80 毫升（¾ 酒杯）的葡萄酒中，煮 5 分鐘後過濾。

 劑量：每天 3～4 次，每次 1～2 湯匙。

 持續時間：咳嗽帶痰，3～5 天。

肝代謝不良引起的咳嗽，5～14 天。

歐夏至草蒸氣浴／熱敷

應用領域：

- 耳聾（主要是由於上呼吸道感染引起的）
- 聽力損失
- 管狀卡他性中耳炎（Tubenkatarrh）

 製備：將 2 茶匙的歐夏至草放入 1 杯水煮沸 3～5 分鐘，然後過濾。

 用法：如眾所周知的洋甘菊蒸氣浴一樣，病人將頭部用大塊的布巾包住，然後將頭放置在裝熱水的鍋了上方，以便創造出一個保溫箱的環境。讓溫暖的蒸氣作用於頭部，尤其是耳朵約 3～5 分鐘。

第二種選擇是使用溫熱的歐夏至藥草（不要太熱以免燙傷）放置在耳朵上 5～10 分鐘。

 用量：每天 1～2 次。

 持續時間：5～7 天。

歐夏至草蜂蜜葡萄酒（Dec. marrubii c. mel.）

應用領域：

- 骨盆底肌無力
- 膀胱無力（尿失禁）
- 疝氣（Brueche）

聖賀德佳寫道

如果有人耳聾，應該將歐夏至草放到水中熬煮，然後將它自水中取出，讓歐夏至草的熱蒸氣滲透到耳朵裡。除此之外，他還應該把它趁熱放在耳朵上和整個頭部上，如此他的聽力會改善，因為歐夏至草的溫性十分的粗糙，而它的汁液苦澀，因此它可以使凝固的體液再度流動，並且驅逐霧靄，是它們導致了耳朵喪失聽力，如同風吹散了灰塵一般。

（PH，第 47 頁）

注意事項

將香藥草用布包起來，這樣比較容易將它固定在耳朵上，或是用頭帶固定它。

- 腹股溝疝氣（Leistenhernie）
- 臍疝氣
- 橫膈膜疝氣

**聖賀德佳
寫道**

凡是內臟較虛弱或有疝氣的人，都應該將歐夏至草放到葡萄酒中熬煮，並且加入足夠的蜂蜜，然後將此湯汁放到鍋子裡，等到冷卻後再經常飲用，如此可以治癒內臟。（PH, 第47頁）

 製備：我們可以買到現成的歐夏至草蜂蜜葡萄酒成品，您也可以自己動手做：

1. 2 湯匙歐夏至草加入 ½ 公升葡萄酒，熬煮 5 分鐘。
2. 加入 3 湯匙蜂蜜，再煮 2 分鐘，然後過濾。

 劑量：每天 3～4 次，每次 ½～1 湯匙。

 持續時間：4～6 週。如果需要進行必要的手術，在手術前後服用。

 臨床經驗：很明顯的疝氣必須要動手術。手術之前服用歐夏至蜂蜜葡萄酒作事先的治療，被證實十分有益於強化結締組織。通常，卡住的疝氣必須立即執行緊急手術，以防止卡住的腸道區段產生損害並壞死。

手術後，使用歐夏至蜂蜜葡萄酒作治療總是十分有用的，因為有些疝氣容易再次復發。

此方對膀胱無力（通常發生在女性身上）也有輔助性的治療效果。日常情況中由於非自主性的尿液滲漏的不確定性和困難，造成很大的負擔。上述方子可以非常有效地輔助那些經過專門培訓的淋巴徒手技術治療師作治療（lymphatische manuelle Technik Behandler）。

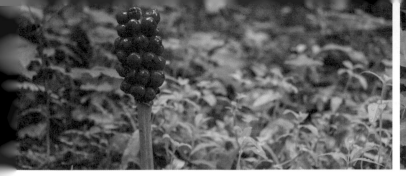
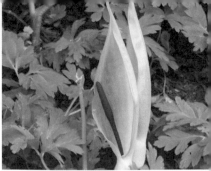

斑葉疆南星 │ **Aronstab**（**Arum species**）

　　斑葉疆南星（Arum）被證明是最能點亮人的情緒和最能助眠的植物之一。該植物有不同的種類，例如：有斑塊的疆南星（Arum maculatum）或是點狀疆南星（Arum punctatum），它們都具有療效。

斑葉疆南星根藥飲（**Dec. rhiz ari**）

應用領域：

- 悲傷
- 沮喪
- 憂鬱
- 情緒低落
- 鬱悶
- 睡眠障礙
- 缺乏動力

 製備：½茶匙的斑葉疆南星根部（Rhiz ari）放入到½公升葡萄酒中，煮沸10分鐘，然後從爐子取離。冷卻後，使用電湯匙或快煮壺再次加熱。

 劑量：每次1～2湯匙斑葉疆南星根藥飲，一天喝3至5

聖賀德佳寫道

如果有人身上的黑膽汁增加，導致心情苦澀，總是感到悲傷。他應該經常喝用斑葉疆南星熬煮過的葡萄酒，如此可以減少憂鬱性的發燒，也就是所謂的讓它消失，因為斑葉疆南星與葡萄酒的溫暖混合在一起，可以減輕憂鬱症的寒冷，使人們的心情感到喜悅。（PH，第58頁）

注意事項

斑葉疆南星是一種有毒植物，應用它時要注意劑量與調製方法，其理論可以追溯到希波克拉底（Hippodrates），它的根部在第二次加熱時會失去它原本的毒性。

次。每天少量地喝斑葉疆南星根藥飲，分幾次，在不同的時間喝。

 持續時間：2～4週。

 臨床經驗：植物藥方只能有「些微」的作用，這種假設性的說法被斑葉疆南星的療效徹底的推翻了！一名55歲的自僱人士，由於嚴重的憂鬱症，完全失去動力，也失去了工作能力，他的親戚將他帶到診間，因為他沒有能力自主來看診。在此之前，有位神經科醫生為他進行過抗抑鬱治療，但是並沒有獲得任何的改善。經過詳細的檢查，詢問過病史之後，開立處方，讓他每天服用斑葉疆南星根藥飲3～4次，每次一湯匙，並且要在一週內打電話回報。7天之後，他報告說，睡眠變好了，明顯地感覺舒服，並且對他的工作開始感興趣。幾天之後，他取消了第二次門診。我們從他的親戚處得知，就在那個時間點，他回到辦公室開始工作，而且整個狀況良好。通常，治療所需的時間會比這位個案還要長一些。

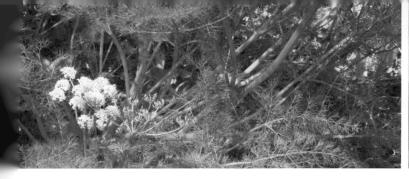
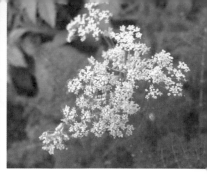

熊茴香 ｜ Bärwurz（Meum）

熊茴香－高良薑－甘草－風輪草－蜂蜜－梨

（也稱為：熊茴香複方粉蜂蜜梨）

應用領域：

- 偏頭痛
- 呼吸急促
- 支氣管哮喘
- 過敏性疾病
- 「排毒」／解毒
- 支持新陳代謝
- 支持腸道菌叢，以建立健康的腸道菌叢，也使用在服用抗生素之後。（請參見第 3.5 章 腸道──具有多種任務的器官）

 配方：100 公克的熊茴香複方粉中，包含了：

35 公克熊茴香粉末（Plv. mei）

30 公克高良薑根粉末（Pv. Rhiz. Galangae）

20 公克甘草根粉末（Plv. Rhiz. Liquiritiae）

15 公克風輪草粉末（＝夏香薄荷，Plv. Saturejae hort.）

聖賀德佳寫道

「那是最好的乾藥糖劑，它比黃金更有價值……因為它能去除偏頭痛，減少呼吸急促……清除人體內任何一個傷害和災難以及所有的壞體液，它如此地潔淨人，就好像是清潔餐具上的污垢一般。……熊茴香帶給人……鎮靜，如同人類在四處散播和平一般……高良薑就像強壯的……士兵，可以克服一切……竭盡所能的，卻又總是能夠恰如其分地使壞體液平息。……甘草……透過它的溫和，可以舒緩壞體液，風輪草有辛辣性汁液，滲透到身體的體液內，並消除一切腐敗物。」（PH，第189頁）

製備：1. 將 750 公克去核的梨子煮軟，壓成小塊。

2. 將 120～130 公克蜂蜜稍稍加熱，加入 50 公克熊茴香複方粉末攪拌。

3. 將 1 加入到 2，充分混合。

如果您習慣吃辛辣的食物，可以將 1 公斤梨與 100 公克混合粉末加以混合攪拌，並採用以下的劑量。市面上也可以購買得到已經調製好的熊茴香複方粉蜂蜜梨醬。

 劑量：根據下列模式漸漸適應，建議緩慢增加劑量：

	一開始	1～5 天後	接下來的 1～5 天後
早餐前	¼ 茶匙	½ 茶匙	1 茶匙
午餐後	½ 茶匙	1 茶匙	2 茶匙
入睡前	¾ 茶匙	1.5 茶匙	3 茶匙

敏感的病人有時需要較小的劑量，應該要按照個人的需要探知所需劑量，療程時間會因此增長。

 4 歲以上的兒童所需的劑量：我們建議，兒童一開始服用時，要非常謹慎。蜂蜜的份量可以根據口味增加。最好從有色大頭針針頭（St－n－K）的大小分量開始，較長的兒童可以在晚上增加到 ¾ 茶匙。

	一開始	可以提升的劑量
早餐前	1 個大頭針針頭劑量	¼ 茶匙
午餐後	2 個大頭針針頭劑量	½ 茶匙
入睡前	3 個大頭針針頭劑量	¾ 茶匙

 持續時間：建議成人使用 100 公克的熊茴香複方粉蜂蜜梨進行治療，成人的療程 3～5 週，兒童 2～4 週。

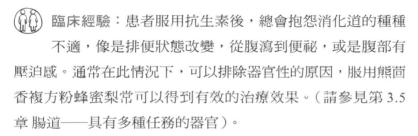 **臨床經驗**：患者服用抗生素後，總會抱怨消化道的種種不適，像是排便狀態改變，從腹瀉到便祕，或是腹部有壓迫感。通常在此情況下，可以排除器官性的原因，服用熊茴香複方粉蜂蜜梨常可以得到有效的治療效果。（請參見第 3.5 章 腸道──具有多種任務的器官）。

　　熊茴香複方粉蜂蜜梨除了可以支持新陳代謝外，此以療法為過敏性疾病以及頭痛患者提供了寶貴的支持。因此，我在臨床工作上，選擇將此一治療當作入門，如果效果不彰，可以透過其他的方子輕鬆地加以補充，特別是透過對開蕨（蕨類）藥飲（PH, 第 106 頁）。

小建議

將製作好的熊茴香複方粉蜂蜜梨趁熱裝在幾個可以拴緊瓶蓋的玻璃瓶中，然後放到冰箱內保存。大量放在單一瓶子裏，在開瓶後，有孳生黴菌的可能。

危險！

實驗室的品質管制顯示，有些熊茴香複方粉蜂蜜梨的成品成分不純。令人扼腕的是，昂貴的熊茴香裡摻雜了較廉價的圓葉當歸，而這種魚目混珠的方劑既無法從外觀、也無法從氣味或口味上辨識出來，因此建議大家要向有信譽的製造商購買複方成品。

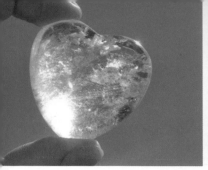
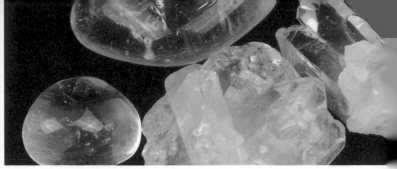

**聖賀德佳
寫道**

如果有人眼睛變
得昏暗，應該取
一白水晶放在陽
光下加熱，趁溫
將它放置在雙眼
上面。由於白水
晶由水而生，會
將雙眼的體液與
混濁的水分吸出
來，如此這位患
者會看得更好。
它那被太陽的溫
暖所激發的熱
性……將潮濕的
淚水驅逐出雙
眼，此人因此會
看得更清楚。
（PH，第281頁）

白水晶 │ **Bergkristall**（**Crystallus**）

有關「使用療癒石」的相關資訊（請參見第36頁）

　　白水晶是無色的，幾乎是透明的石頭。聖賀德佳將此石頭
的功效區分為幾個方向：

- 眼睛
- 喉嚨（甲狀腺）
- 心
- 胃
- 腹部

療癒石的外敷法

應用區域──眼睛：

- 眼睛混濁（尤其是同時出現甲狀腺功能失調）
- 水晶體混濁（白內障），尤其是同時出現甲狀腺功能失調

 用法：將一、兩顆白水晶放到陽光下，幾分鐘就夠了，
然後放置在緊閉的雙眼上面。

用量：每日一次 5～10 分鐘。

持續時間：2～3 週。

應用區域——頸部（甲狀腺）：

- 甲狀腺腫大（Struma）
- 甲狀腺功能異常

 用法：將在陽光下加熱的白水晶放置在前方頸部外面上，還需要額外喝白水晶葡萄酒，也就是淋過了被陽光照射變熱的白水晶後的葡萄酒。

劑量：開始時，每天 1 至 2 次放置在頸部 5～20 分鐘，幾天之後增長時間，可能的話也可以放置過夜，但前提是——感到舒服。

此外，每天 2～3 次，喝 1 烈酒杯的白水晶葡萄酒。

如何固定療癒石

有不同的方式可以將療癒石固定在皮膚上，例如：用彈性繃帶包紮，親膚創可貼或是額頭飾帶。為了適合夜間使用，可以根據各別療癒石的使用方式做成手鐲或是項鍊。

持續時間：2～5 週。

臨床經驗：在治療開始時，有些患者會說，頸部有令人不舒服的壓迫感。這其實是石頭開始產生作用的正面信號，我們只要感覺舒服，就可以繼續使用它。最令人印象深刻

的是，有位男士罹患良性甲狀腺腫大，他的頸圍在幾個星期之後，減少了超過 4 公分之多。

眾所皆知的，甲狀腺功能不足或過度是受到消化道和心臟影響的結果。

**聖賀德佳
寫道**

如果有人心臟或胃部或腹部感覺疼痛，應該取一塊白水晶放在太陽下曬溫，將水淋到溫熱的石頭上，然後將此白水晶放到此水中一小段時間後將白水晶取出，並經常喝此白水晶水，他的心臟與胃部以及腹部即會好轉。（PH, 第 282 頁）

白水晶水

應用領域──心臟、胃和腹部：

- 心臟不適
- 胃部不適
- 腹部不適
- 腸道不適

白水晶水對上述器官系統的影響可以解釋為是激化或調節了新陳代謝。

 製備：白水晶水可以配合聖賀德佳的其他療癒配方來使用。

1. 將白水晶放到太陽下 5～10 分鐘，也可以放更久一些。
2. 以木製的攪拌勺子（帶孔的木製勺）盛裝，放置在合適的容器上方，淋上 ½～¾ 公升的水。
3. 將此白水晶放入到此裝水的容器中約 5～20 分鐘，然後將白水晶取出。

 劑量：每天喝 1～4 杯。也可以燒開後泡茶或做成湯。

 持續時間：2～8 週或更長時間。

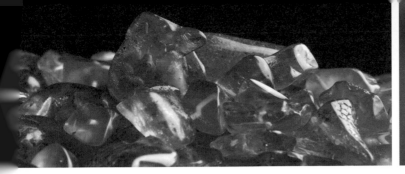
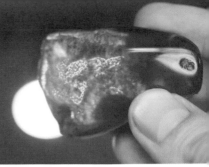

琥珀 │ **Bernstein**（Ligurius）

有關「使用療癒石」的相關資訊（請參見第 36 頁）

　　聖賀德佳書寫有關琥珀的整章節內容中包括了一些非常奇怪的段落。因此，很長的一段時間，大家放棄相關的使用方法。對胃病的正面效果卻是如此的令人信服，因此琥珀作為樹脂化石現在是久經考驗的「療癒石配方」之一。

琥珀水（**Bernstein-Wasser**）

應用領域：

- 胃部不適
- Reizmagen 腸胃不適
- 胃炎
- 胃黏膜輕度發炎

 製備：根據聖賀德佳的說法，琥珀水絕對應該在（小）餐後服用。早餐後服用琥珀水效果最好。最簡易的方法是：起床後把琥珀放入到裝有新鮮淡水的玻璃杯中，將計時器設定為 20～25 分鐘，之後將琥珀取出。如此就已經將餐後要飲用的琥珀水製作完畢了。

劑量：每天 1 次，每次 1 杯琥珀水，在早餐後飲用。

聖賀德佳寫道

如果有人感覺到強烈的胃痛，可以將琥珀放到葡萄酒、啤酒或水中，短短的 1 個小時，然後將它取出，此時這液體，就被琥珀的力量所滲透，並取得到它的能量，這個方式要做 15 天之久，然後將之拿給病人喝，但不是空腹，而是在吃一頓小的早餐之後，這個人的胃部就會得到淨化，變得潔淨。（PH，第 280 頁）

持續時間：15 天，療程可以在 1 週後重複。

臨床經驗：琥珀水已被證實可以治療嚴重的胃部不適，
但是，建議先請醫生釐清不適症。它與栗子、甘草和歐
亞多足蕨複方搭配使用，相當得宜（PH, 第 75 頁）。

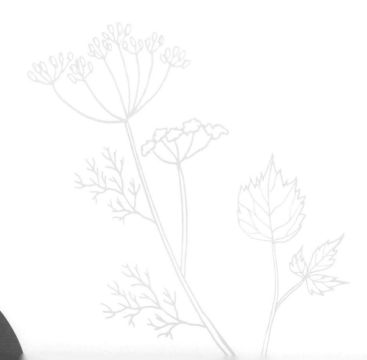

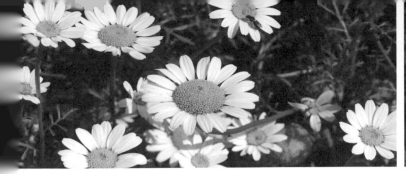
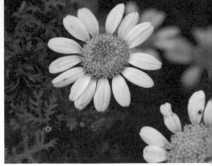

西班牙甘菊 | Bertram（Anacyclus pyrethrum）

西班牙甘菊（Anacyclus pyrethrum）是最常被用來作為藥方的聖賀德佳植物之一，排名第二，僅次於高良薑。

聖賀德佳這位本篤的修女介紹此植物時寫道：「西班牙甘菊擁有適中與稍乾燥的溫性，這種溫和的組合是純淨的，且擁有良好的療效……西班牙甘菊具有優良的溫性，因為此溫性既不太大，也不會太小，而是組合得宜。」（PH, 第 37 頁）

「組合得宜」這個詞聽起來有「節制」的意含，是一種正確的衡量標準，廣義來看，聖賀德佳認為節制對所有生活的領域都有幫助，既有必要，也具療效。（請參見第 9.1 章 節奏和節制）。

使用方式：

- 西班牙甘菊根粉
- 西班牙甘菊－生薑－胡椒複方粉

西班牙甘菊根粉
（Plv. Radicis pyrethri）又名西班牙甘菊粉

值得注意的是，聖賀德佳認為西班牙甘菊既是「健康維護者」，也是病人和重病者的良方。從聖賀德佳的話中顯示，西班牙甘菊的作用範圍十分廣泛，理當經常被運用，而且在廚房裡佔有牢不可破的重要地位。

聖賀德佳寫道

食用西班牙甘菊對健康的人有益，因為它會減少體內的腐敗，補血、補腦，也可滋補強身，讓耗弱殆盡的病人恢復體力，將無法消化的東西排出體外，幫助消化。經常服用它可以除去胸膜炎，可以帶來乾淨的血液，也有明目的作用。無論以什麼方式食用它，或乾食或加到食物裡，對健康都是很有助益的。（PH, 第 37 頁）

應用領域：

- 支持代謝（分解代謝「廢物」）
- 支持造血
- 支持病患及重病者
- 調節消化
- 支氣管炎
- 感染、感冒感染
- 流感（流感樣的感染）
- 水晶體混濁（白內障）
- 流鼻涕／鼻竇刺激／帶有痰液的發炎
- 預防感染、增強防禦力與加強免疫力

- 排毒（減少「腐敗」）
- 使頭腦清晰
- 使重症患者有力量
- 去痰液
- 胸膜炎
- 發燒
- 眼睛混濁

**聖賀德佳
寫道**

此外，如果有人受痛風之苦，應取西班牙甘菊和⅓份的薑，以及少許的胡椒，將它們搗碎，空腹服食，再喝葡萄酒，如此他的狀況便會好轉。西班牙甘菊擁有乾燥的暖性，不含不恰當的濕氣，因此可以摧毀痛風冒泡的體液，這體液透過水氣（Niederschlag）產生，薑的溫暖與胡椒的溫暖幫助了他，徹底地將痛風平息下來。（PH，第38頁）

製備：西班牙甘菊粉可用於湯、沙拉、烤肉和許多其他菜餚當中。它還會讓早上的丁可小麥粥變得豐富，幫人開啟美好的一天（請參見第 8.2.1 章 早餐和丁可小麥粥）。

劑量：每日 1～2 次，每次 1 刀尖。簡言之，為預防疾病，維護健康。生病的情況下，可以一天 2～4 次，每次 1 撮。它已經證明效果，可以將粉末攪拌在熱茴香或香草茶裡面，也可以與高良薑粉混合，以增加防禦力。

持續時間：生病時 5～14 天。長期使用可以預防感染。

臨床經驗：在流感時期，西班牙甘菊一次又一次地證明了療效，它可以預防多種病原體。國際性的研究多方證實了西班牙甘菊有非常積極正面的效果，特別是針對病毒和細菌引起的感染。同樣的，在避免真正的流感上，它也有積極的

成果。

最令人驚訝的經歷之一是使用西班牙甘菊在非洲的成效！在非洲，有位病人患有愛滋病、瘧疾和肺結核，因為考量成本無法負擔符合西方標準的常用藥物，他們只能夠採取西班牙甘菊作為藥方，有部分的病患居然神奇地痊癒了。這種治療介入方法不好冒然地複製在工業國家中。西班牙甘菊可以作為輔助性的香草藥，伴隨著製藥藥劑一起服用。

西班牙甘菊－生薑－胡椒複方粉
（Plv. Rad. Pyrethri-zingiberis-sinapis）

應用領域：

- 痛風
- 風濕病

 製備： 自製西班牙甘菊－生薑－胡椒複方粉：

30 公克西班牙甘菊（Plv. rad.pyrethri）

10 公克薑（Plv. Zingiberis）

3～4 撮胡椒（Plv. Sinapi）

將以上 3 種草藥混合在一起。

劑量： 每天 2～3 次，每次 1～2 撮西班牙甘菊－生薑－胡椒複方粉，空腹食用，之後喝少許葡萄酒（10～20 毫升對應於 ½～1 個玻璃杯的葡萄酒）。

 持續時間： 2～4 週。

注意事項

如果芹菜香料複方粉（PH, 第179頁）和／或皺葉薄荷葡萄酒（PH, 第124頁）無法顯示出效果，可以考慮到此一西班牙甘菊－生薑－胡椒複方粉。

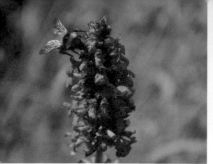
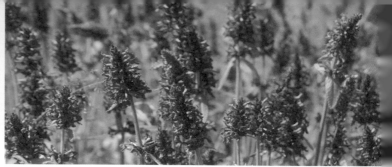

**聖賀德佳
寫道**

若有人經常受到
噩夢的折磨，應
將藥水蘇帶在身
上，那麼當他晚
上睡覺或小睡片
刻時，夢見或感
覺到噩夢的次數
就會減少。人有
時會受到夢的折
磨，其原因就是
不安的心靈或不
良的體液，而這
（二者）是可以
被這種草藥克服
的。（PH, 第 120
頁）

藥水蘇 | **Betonie**（Betonica off.）

「藥水蘇性溫多於性寒，且顯示出具有比其他藥草更能理解人的跡象。」聖賀德佳（Hildegard von Bingen）如此描述。（PH, 第 119 頁）。

藥水蘇（Betonica）可做成兩種製劑：

- 藥水蘇藥草
- 藥水蘇酊劑（也可以買到母酊劑）

藥水蘇藥草（Herba betonicae）

應用領域：

- 噩夢

 用法：將藥水蘇藥草填充到枕頭套裡，夜晚將枕頭放在頭部下方，可以幫助我們度過一個舒適好眠的夜晚。

 用量：在枕頭上，睡一夜。

 持續時間：2～3 週，以及有需要時使用。

藥水蘇酊劑

應用領域：

- 健忘

 用法：在夜間入睡前，使用藥水蘇酊劑在心臟上方的乳房上擦上薄薄的一層。

 用量：過夜使用。

 持續時間：3～5 週。

聖賀德佳
寫道

喪失智力變得笨拙與愚蠢的人，可以將藥水蘇搗碎幾近成汁，並在夜裡將它鋪放此人的胸口和心臟位置上，再以布巾包裹，一直擱置到早上。如此經常重複多次之後，他的智力就會恢復，因為藥水蘇透過良好的溫性，為此人帶來柔和的睡眠，並淨化了他的理智。（PH, 第 119 頁）

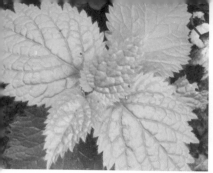
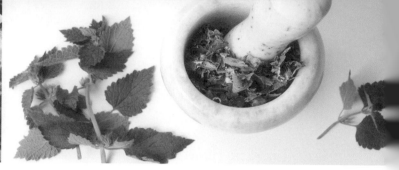

刺蕁麻 │ Brennnessel（Urtica dioica）

「藥水蘇性溫多於性寒，且顯示出具有比其他藥草更
能理解人的跡象。」聖賀德佳（Hildegard von Bingen）如
此描述。（PH, 第 119 頁）。

刺蕁麻橄欖油（Dil. Urticae c. ol. olivae）

應用領域：

- 健忘
- 癡呆症（初期）

製備：如果您不想購買刺蕁麻橄欖油，請自己動手
做：在刺蕁麻汁中加入少許橄欖油，比例為 5：1。
準備的數量應該足夠幾天，之後再次調配。

劑量：睡前應使用刺蕁麻橄欖油擦在胸部，然後擦
在兩邊的太陽穴上（薄薄一層）。它和水煮栗子搭在
一起，是首選。

持續時間：每天晚上擦上薄薄的一層，持續 4～6
週。

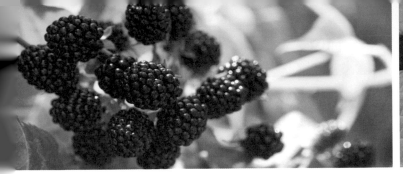
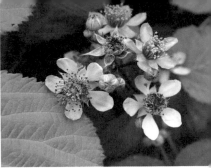

歐洲木莓 │ **Brombeere**（**Rubus vruticosus**）

　　歐洲木莓有多刺和無刺兩種植物品種，同樣都適合藥用。它們的葉子在冬季仍然是常綠且生機蓬勃，因此可以用於治療。聖賀德佳所描述的歐洲木莓藥方如下：

歐洲木莓－西班牙甘菊－神香草－奧勒岡藥飲

（**Dcc. rubi fruticosi-pyrethri-hysoppi-origanic. mel.**），簡單來說，就是「歐洲木莓藥飲」

歐洲木莓藥飲

應用領域：

- 咳嗽／支氣管炎（頑固性）
- 咳嗽／支氣管炎（支氣管內有黏稠難化的痰液）

歐洲木莓藥飲一定要在飯後服用，歐洲木莓藥飲的份量取決於餐食的多寡。可以在少食時，服用少量，之後在下一餐多食的時候，服用大量。

 製備： 歐洲木莓藥飲可以自行製作：

　　　　10 公克西班牙甘菊粉（**Prad.rad.pyrethri**）

聖賀德佳寫道

如果有人肺部疼痛，或胸口不適，因而咳嗽，取西班牙甘菊與比西班牙甘菊更少量一些的歐洲木莓草葉，以及比歐洲木莓更少量一些的神香草，加上比神香草更少量的牛至（奧勒岡），最後再加入蜂蜜，然後放入優質的葡萄酒內，用大火加熱後，以布篩濾。在食用少量食物後，服用少量；在豐富用餐後服用大量。經常這樣做，肺部就會重獲健康，肺中黏液將會被驅出。因為混合了這些香草藥的能量與溫熱，可以減少肺部與胸腔內，由不恰當的冷性及溫熱所形成的廢物。（PH，第 144 頁）

8 公克新鮮或乾燥的歐洲木莓葉片（Foliae rubi fruticosi）

7 公克神香草（Hysoppus）

5 公克奧勒岡（Dost）（又名牛至）

40 公克蜂蜜

½ 公升葡萄酒

以上材料加在一起煮五分鐘，過濾後倒入用熱水燙過的瓶子中。

 劑量：

7 歲以上的兒童	飯後 ½ 茶匙，每天 3～4 次
10 歲以上的兒童	飯後 1 茶匙，每天 3～4 次
13 歲以上的兒童	飯後 ½ 湯匙，每天 3～4 次
成年人	小餐後，½ 湯匙 飽餐後，1～2 湯匙，每天 3～5 次

有關給孩子喝煮過的葡萄酒的方法，請參見第 3.2.2 章 服用與劑量（PH, 第 18 頁）。

 持續時間：1～3 週。

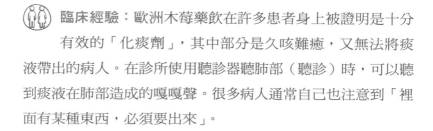 臨床經驗：歐洲木莓藥飲在許多患者身上被證明是十分有效的「化痰劑」，其中部分是久咳難癒，又無法將痰液帶出的病人。在診所使用聽診器聽肺部（聽診）時，可以聽到痰液在肺部造成的嘎嘎聲。很多病人通常自己也注意到「裡面有某種東西，必須要出來」。

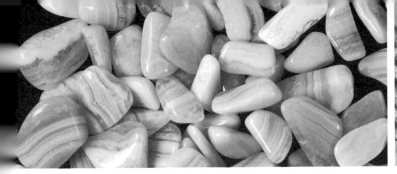
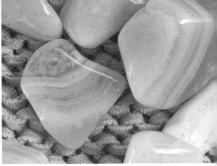

藍紋瑪瑙（玉髓）│ **Chalzedon**（Chalzedon）

有關「使用療癒石」的資訊（請參見第36頁）

藍紋瑪瑙療癒石在以下兩個領域多次地證實了效果：

- 憤怒（傾向）
- 語言流暢度

針對這兩個目標，「……都應佩戴此一寶石……讓它觸及皮膚……放在血管上面……讓血管與血液吸收石頭的溫暖與療效」（PH，第268頁）

應用領域：

- 憤怒（傾向）
- 突然暴怒
- 躁動不安

 用法：眾所皆知，藍紋瑪瑙片可以貼在手錶背面，讓石頭能夠接觸到皮膚與血管，滾石可以放在手中把玩，藍紋瑪瑙手鍊也可以購買得到。

用量：根據需要。

聖賀德佳寫道

這樣的石頭可以避免人患病，並且讓他性情堅強，可以面對突發的憤怒，甚至讓他變得鎮定，不讓人可以激怒他，就算用不義之舉傷害他，應該會引發憤怒，此時也無法在他身上得到任何反應。由於這種石頭是從空氣中得到溫暖，因此可以控制某些疾病，這些疾病是人類將多種不利於己的影響吸引到自己身上的。因為人們的性情是依據空氣的性質，時時會有所變化，而石頭使人們性情變得平穩。（PH，第268頁）

聖賀德佳寫道

如果有人想要擁有持久性的說話才能，並想要明智地表達出想說的話，那麼應該將藍紋瑪瑙放置在手中，並用呼吸朝此石頭呵氣使它變溫暖，也變得濕潤。之後，他應該用舌頭舔這塊石頭，如此一來，此人便能夠更有效率和更聰明地與人們交談。這塊石頭的溫暖將與人的溫暖又濕潤的呼吸結合在一起，因為這塊石頭本身也是從空氣中而來，它可以舒緩使人理智混亂的有害體液，從而使他的思維能夠被其他人理解。（PH, 第268頁）

 持續時間：根據需要。

 臨床經驗：患者報告說，他們佩戴藍紋瑪瑙後，可以保持冷靜和放鬆。

應用領域：

- 語言流暢度
- 言語障礙
- 克服壓力

 用法：在石頭上呵氣，使石頭變熱，用唾液沾濕它，然後握在手中。

 用量：根據需要使用（在演講之前和演講中使用）。

 持續時間：根據需要而定。

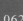

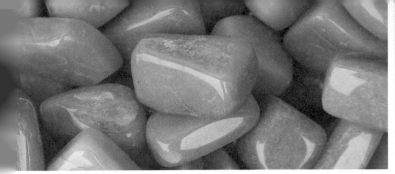
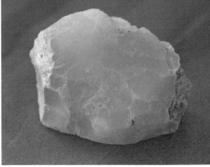

綠玉髓 | Chrysopras（Chrysoprasus）

綠玉髓是一種綠色的石頭，具有不同的色調。醫藥書中的文本乍看之下似乎是誇大了，但卻指出了療癒的方向，這些都在醫學的臨床中證明有效。

應用領域：

- 解毒
- 引流出毒素

 用法：臨床上顯示，這樣的使用方式被證明是有幫助的：將這塊石頭放置在肝臟這個最重要的代謝與排毒器官上面，右肋弓上（請參見第 3.3 章 新陳代謝 和第 3.4 章 聖賀德佳式的血液淨化法）。

用量：每天 1 次將此石頭放置在肝臟上 10～30 分鐘，也可以用親膚性的透氣膠帶加以固定。

持續時間：1～5 週。

臨床經驗：令人驚訝的是，病患在使用了綠玉髓之後回報說，它的顏色在幾個禮拜後改變了。我在作治療前看過一顆綠玉髓，它在經過治療之後，變得更明亮。基於這個經

驗，開始了第二步驟的應用：用水淋在石頭上，之後放到水中靜置 15～30 分鐘，每天喝 1 玻璃杯的綠玉髓水。

應用領域：

- 關節不適
- 痛風

 用法：將石頭放在疼痛的部位。

 用量：每天 1～2 次，每次 10～30 分鐘。

 持續時間：1～2 週。

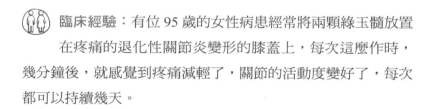 **臨床經驗**：有位 95 歲的女性病患經常將兩顆綠玉髓放置在疼痛的退化性關節炎變形的膝蓋上，每次這麼作時，幾分鐘後，就感覺到疼痛減輕了，關節的活動度變好了，每次都可以持續幾天。

聖賀德佳寫道

若有人受到身體任何一個部位的痛風所折磨，可以將綠玉髓擺放在這個部位裸露的皮膚上，痛風就會消退。（PH，第 269 頁）

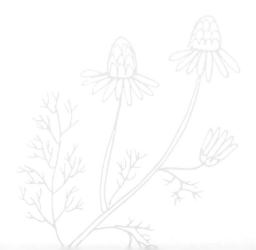

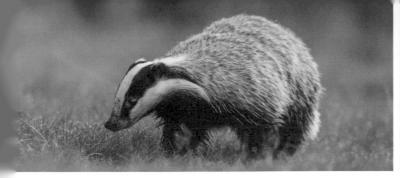
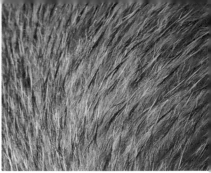

獾 | **Dachs**（Meles meles）

　　聖賀德佳描述道：「獾幾乎和獅子一樣強壯」（PH, 第 412 頁）。從許多的經驗中，獾皮證實了此種說法。

獾皮

應用領域：

- 風濕病
- 足部循環障礙
- 雙腳冰冷

 用法：聖賀德佳的商店提供獾皮帶和獾皮鞋墊以及獾皮涼鞋，可供購買。有些人認為獾皮鞋墊很刺癢。對於一些敏感的人，也有特製的沒有帶毛的獾皮革鞋墊，同時以不含鉻的植物性方式來鞣製皮革也很重要。

 用量：一天當中可以很多時間繫上獾皮腰帶和使用獾皮鞋墊。

持續時間：根據您自己的感覺，也就是說，在感到舒服的情況下使用，一直到不適症狀消失為止。

聖賀德佳寫道

獾的皮毛也擁有強大的力量：可將獾皮製成皮帶，並將它繫在身上裸露的皮膚上，如此你身上的不舒服就會消退……用這皮毛製成鞋子……，穿上它們，你的雙腳雙腿便會保持健康。（PH, 第 412 頁）

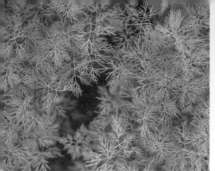
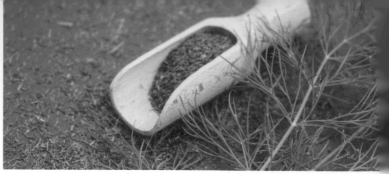

聖賀德佳寫道

蒔蘿不適合生食，因為它比茴香含有更大的土地濕氣……，但是煮熟後食用它，它便可以與痛風作戰，所以食用它很有益處。（PH，第76頁）

蒔蘿 │ Dill（Anethum graveolens）

蒔蘿粉（plv. Anethi）

應用領域：

- 痛風

 製備：蒔蘿可以添加到調味料和湯中一起煮。

 劑量：每週1～2次，將1～2茶匙蒔蘿粉放入食物中。

 持續時間：2～6週。

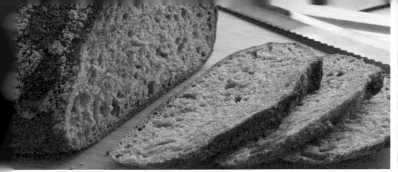
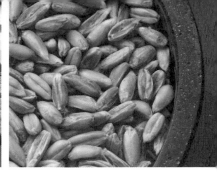

丁可小麥 | **Dinkel**（**Triticum spelt**）

根據聖賀德佳的說法，丁可小麥是最有價值的穀物，同時具有醫藥的價值（請參見第 8.2.1 章 早餐和丁可小麥粥 以及第 8.3.1 章的「營養表」）。

應用領域：

- 提振情緒
- 造血（支持性）
- 虛弱

丁可小麥比其他的穀物種類擁有更多有價值的植物性蛋白（蛋白質）和氨基酸，以及更豐富的礦物質。除此之外，還含有色氨酸，它是幸福荷爾蒙——血清素合成（生產）的基本構件。（請參見第 3.5 章 腸道——具有多種任務的器官）。如此一來，我們可以理解聖賀德佳的說法：「賦予……幸福感與喜悅」，在此這一點獲得了科學上的證實。透過覆蓋在丁可小麥上的外殼，可以有效地抵抗放射線，也可以抵抗害蟲，讓丁可小麥獲得了更好的保護。因此，它基本上只需少量或是根本不需要噴灑農藥，特別的是丁可小麥屬於很素樸的穀類，對土壤質量的要求不高，這意味著，可以免除施肥。但是，它的產量較少，也

聖賀德佳寫道

丁可小麥（spelta）是一種上等的穀物，它屬溫性，營養豐富，擁有強大的潛能，而且比其它的穀物種類軟。誰吃了丁可小麥，它就會提供人正確的肉與正確的血液；除此之外，它帶給人快樂的感覺，讓人情緒愉悅。不管我們以何種方式食用它，或做成麵包或當其他食物的配料，它總是有益於人，而且可口美味。

如果有人生病，因為極度虛弱而無法進食，可以取用整顆的丁可小麥麥粒，放入水中煮食，加入些許脂肪或是蛋黃，讓食物嚐起來可口些，也較容易食用。經過這樣的烹煮之後，再拿給病人吃，如此可以從內療癒病人，如同一劑有效又好用的藥膏。（PH，第 26 頁）

因此比其他類型的穀物更加昂貴。

運用：我們可以買到丁可小麥做的麵包、蛋糕、粗麵粉、麵條和其他不同形式的製品，它們可以豐富我們的廚房。在許多家庭的穀類中，丁可小麥佔了很高的比例。

丁可小麥食譜──給十分虛弱的人

製備：1. 1 湯匙的丁可小麥放入到 1～2 咖啡杯的水中，熬煮 8～10 分鐘。

2. 放入蛋黃或一些奶油，再次煮沸。

3. 趁熱食用。

用量：一天 3 次。

持續時間：1～3 週。休息幾天後，可以重複療程。

臨床經驗：在聖賀德佳的年會上，有位經驗豐富的治療師報導說，她有個病患罹患晚期的腫瘤，身體消瘦不堪，十分虛弱，因為醫院的腫瘤治療失敗而終止治療，不願意放棄的妻子向這位治療師尋求幫助。病患服用了丁可小麥湯後，體重減輕的狀況不僅停止，體重再度增加，甚至能夠開始工作，血液的指數也慢慢地改善了。

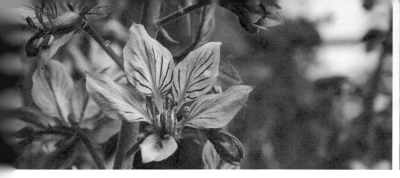
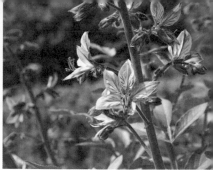

白蘚 │ Diptam（Dictamnus albus）

　　白蘚 Diptam 是一種對抗許多種結石疼痛、沉積物和鈣化的植物，十分有價值。

白蘚根粉末（Pulv. rhiz. dictamni）

應用領域：

- 膽結石
- 腎結石／礫石
- 膀胱結石／礫石
- 前列腺結石
- 唾液腺結石
- 動脈粥樣硬化／血管沉積物
- 心臟／冠狀動脈粥樣硬化（冠狀動脈硬化）
- 關節鈣化，例如：石灰肩
- 肌腱鈣化
- 黏液囊鈣化

 用法：1. 在小麥麵包上撒上一些白蘚根粉末，然後享用它。

　　2. 將它添加到丁可小麥粥裏面，也證明了療效。

　　3. 對於較大的石頭，應將白蘚根粉末與蜂蜜醋以 1：1 的

**聖賀德佳
寫道**

心臟不適的人應該吃白蘚磨成的粉末，如此心臟不適即會緩解。當石頭因脂肪沉積而增長或剛開始在人體內生長時，應將白蘚磨碎，並經常與小麥麵包一起食用，以防止結石生長。如果有人體內的結石已經形成，應該將白蘚根粉末放入到摻有蜂蜜的醋中，經常空腹飲用，如此他體內的結石會碎裂，這是因為白蘚的溫暖加入了醋的辛辣性與蜂蜜的溫暖，粉碎了石頭的力量。（PH，第 109 頁）

069

危險！

一些病人無法忍
受蜂蜜與醋的混
合。在這種情況
下，更好的做法
是食用添加粉末
的麵包。

注意事項

白蘚也是高良薑
茴香粉劑中的成
分之一，其中還
包括了柳葉菊。
（PH，第 87 頁）

比例混合食用。

 劑量：在最初的 3 週內，劑量應減半，之後遵循以下劑
量：

每天 1 到 2 次，每次 1 小撮粉末，撒在麵包上（或丁可小
麥粥上）或

每天 1 到 2 次，每次 1 小撮粉末，放入到一烈酒杯的蜂蜜
醋中。

 持續時間：2～4 個月。由於結石或動脈硬化都是經年累
月發展出來的，因此也需要長一點的治療時間。

 臨床經驗：白蘚在縮小結石的尺寸和溶解結石，至少在
阻止結石增生方面，多方證實了它的療效。當然也還曾
出現過令人感到驚訝不已的快速改善個案，他曾經有過的膽結
石，在短短的 6 週之內——透過超音波的確認——縮小了一半
的尺寸。有位患者的回饋也令人驚豔：他的泌尿科醫師在他身
上發現了導致不適的前列腺結石，而他自行使用白蘚，成功地
幫助了自己。鈣化沉積物會引起冠狀動脈狹窄，這會造成心臟
不適症。這種情況也可以考慮使用白蘚。

在其他動脈的「鈣化」（Verkarlungen），例如：頸動脈與
頭、腦和腹部以及雙腿的其他血管，使用白蘚是很有意義的。

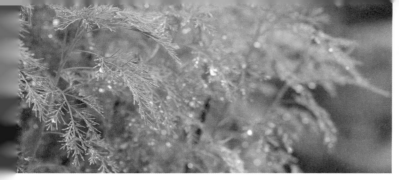
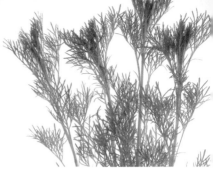

鹼蒿 │ **Eberraute**（**Artemisia abrotanum L.**）

鹼蒿使用於兩種藥物製劑中：

- 鹼蒿汁（Tct. Abrontani）
- 鹼蒿軟膏（Ungt. Abrotani c. ol. olivae）

鹼蒿汁（**Tct. abrotani**）

應用領域：

- 手部的肌腱硬化（Dupuytren'sche Kontraktur 攣縮）
- 凍瘡（Pernionen）

 用法：硬化的手掌肌腱或凍瘡，可用鹼蒿汁輕輕地塗抹患處。

用量：每天擦一次，薄薄的一層。

持續時間：4～6 週。休息 1～2 週後，在肌腱變柔軟和手指的活動力變好之後，可以重複療程。

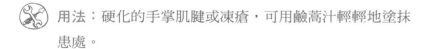 **臨床經驗**：鹼蒿汁是軟化手部肌腱硬化的首選，紫水晶可以協助軟化肌腱，有凍瘡時，它通常在幾天後既可以緩解疼痛，同時止癢。在這種情況下，治療時間可以縮短

（2～3 週）即可。

鹼蒿軟膏（Ungt. abrotani c. ol. olivae）

應用領域：

- 痛風
- 風濕病

 製備：在小鍋中將鹼蒿軟膏加熱，之後敷在酸痛的關節
上。

 用量：每天 1～2 次。

 持續時間：2～3 週。

臨床經驗：鹼蒿軟膏是稀有藥膏之一，它作為儲備藥
膏，通常只有在其他藥劑都無效的情況下，才會使用
它。

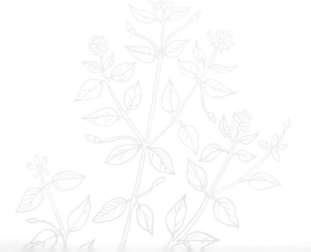

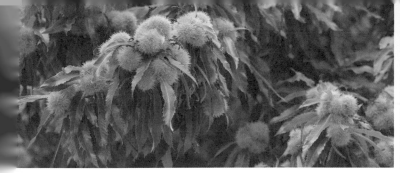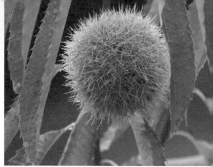

歐洲栗，栗子 | Edelkastanie, Esskastanie（Castanea vesca）auch Marone

可食用的栗子與一般人常見的有毒性的栗子（Rosskastanie.）無關，不可混淆。根據聖賀德佳的說法，栗子樹也稱作食用性的栗子樹，具有強大的療效。

初次讀到聖賀德佳對栗子的描述時，認為栗子仁太棒了！最近的學術研究更帶來了令人驚訝的結果。

栗子內含：

- 優質植物性蛋白質（Protein）
- 比其他的堅果更少的脂肪（只有2%）
- 優質脂肪酸：亞油酸（Omega-6脂肪酸和Omega-3脂肪酸）
- 重要的礦物質和微量元素（鉀、鈣、磷、硫、鐵、鎂、銅和錳）
- 維生素E、C和幾乎所有的神經性維生素（Nerven-vitamine）（B1、B2、B3、B5、B6、B7、B9）和維生素A
- 有價值的次要植物物質（包括類黃酮，β-類胡蘿蔔素、單寧酸）。單寧酸具有重要的功能，可阻止自由基的形成。並展現出可以抗癌、抗病毒以及抗菌的效果。

這些功效是由日本的藥理學家Okunda教授（漢字可能

聖賀德佳寫道

栗子樹性極熱，但具有很大的混合性療效，熱性增加了這種療效，栗子樹代表分辨的能力。整棵栗子樹都很有用，它的果實也可以對抗人類的各種疾病。

為：奧田），在葡萄牙的特拉斯·奧斯·蒙特斯（Tras os Montes）大學研究小組所發表的成果，就連在美國、西班牙以及西伯利亞的研究也證實了，栗子擁有上述生物性的營養，內含對生命極為重要的蛋白質、植物次生物質以及維他命。

除此之外栗子還擁有：

- 它的基本成分，對於去除體內的過度酸化十分重要
- 易消化的成分。

栗子樹最重要七個藥方如下：

1. 栗子粉蜂蜜
2. 栗子果仁－甘草－歐亞多足蕨複方
3. 水煮栗子果仁
4. 生食栗子果仁
5. 烤栗子果仁
6. 栗子樹木材
7. 栗樹蒸氣浴

栗子粉蜂蜜

應用領域：

- 肝臟不適
- 肝臟代謝虛弱（請參見第 3.3.2 章 肝臟）

 製備：50 公克栗子粉

250 公克蜂蜜（流質）

將栗子粉與蜂蜜混合，栗子蜂蜜不該有苦味。有需要的話

聖賀德佳寫道

如果有人肝臟不適，應該細心搗碎這些果仁，並將此粉末與蜂蜜相混合，經常食用此蜂蜜，他的肝臟將被治癒，因為它們的溫暖與蜂蜜的溫性混合在一起，軟化了使肝臟被削弱的寒性。（PH, 第203 頁）

注意事項

用剩的寶貴栗子粉，可以滲入丁可小麥粗麥粉裡或鬆餅麵團中。建議只添加½到2 湯匙栗子粉，以免味道過於濃稠或帶有苦味。

可以多添加蜂蜜。

 劑量：每日 1～2 次，每次 1 茶匙。

 持續時間：連續 6～8 週，不添加其他食材，可塗在麵包上面。這個療程在 4 週之後可以再重複。

栗子果仁－甘草－歐亞多足蕨複方

應用領域：

- 胃部不適（Magenbeschwerden）
- 胃黏膜刺激（Magenschleimhaut-Reizung）
- 腸胃不適（Reizmagen）
- 胃壁發炎（Gastritis）（有此傾向可以事先預防）
- 胃潰瘍（Magenulcus）（有此傾向可以事先預防）

 製備：一個療程需要下列的材料

40～70 顆栗子果仁或一整包

30 公克甘草粉（Plv. Liquiritiae）

25 公克歐亞多足蕨粉（Plv. Polypodii）

以上三種材料混合在一起。

第一個工作階段：

每天將 5～7 個栗子果仁用些許水煮軟，然後用湯匙搗碎，為了縮短烹煮栗子的時間，可將栗子果仁先放入水中泡軟，泡幾個鐘頭到 1 天均可。

聖賀德佳寫道

有胃痛的人應該在水中劇烈熬煮這些果仁，然後將此在水中熬煮的果仁搗碎，煮成糊狀。另外在裝水的碗中加入一些小麥粉，再加入甘草粉和少許歐亞多足蕨粉末，放入上述的果仁中再次熬煮，做成粥。之後，食用它，它會潔淨人的胃，使它溫暖而有力。

注意事項

我們可以直接訂購乾燥過的栗子果仁，以簡化步驟。

第二個工作階段：

將 1 茶匙的小麥麵粉與 1 茶匙的甘草粉－歐亞多足蕨粉複方，用少許的水攪拌在一起。把此做好的複方倒進絞碎的栗子果仁中一起煮沸。趁溫食用，可以在飯前或在兩餐之間食用。

可根據個人偏好，藉由果仁的數量來增減粥品的濃度。

 劑量：1 天 1 次。

持續時間：8～10 天。根據需求，可以在休息 1～2 週之後，重複整個療程。

臨床經驗：當事者常報告說，胃部的疼痛在一兩天後就明顯地減輕了。通常家醫科的臨床工作上，在處理初期的胃痛，不會馬上透過照胃鏡來做內部的檢查以釐清病況，而是使用制酸劑來做治療。聖賀德佳的臨床配方透過開立此一治胃粥品同樣也是朝向降酸的目標。決定性的關鍵是：此方子是否可確保患者病情穩定？否則，還要再進行下一步的診斷。

水煮栗子果仁

應用領域：

- 增強記憶力
- 初期記憶力衰退
- 大考前準備
- 增進腦力

 製備：清晨時將 6～8 顆栗子果仁泡軟，中午時煮 15～

聖賀德佳寫道

如果有人因為腦力枯竭而感到腦筋一片空白，頭部因此生病，將這棵樹上的果實內核煮沸後，把水倒出，不需要再添加任何東西，經常空腹與飯後食用此一果仁。因為果仁是溫性的，他的大腦便會增長且充滿力量，他的血管會變得強壯，腦部的疼痛會消失。當它們在水中煮沸時，它們從水的溫暖中吸收柔軟的力量，從而增加了能量。因此，當人們食用它們時，它們的汁液會充滿並治癒人類的大腦。

20 分鐘，直到栗子變軟。好好地咬碎它，因為用力咀嚼的動作已被證明可以刺激大腦的功能。

 劑量：飯前 3～4 顆果仁，飯後 3～4 顆果仁。

 持續時間：4～8 週。

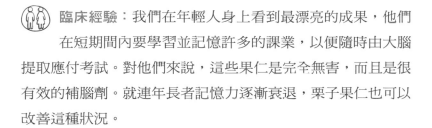 臨床經驗：我們在年輕人身上看到最漂亮的成果，他們在短期間內要學習並記憶許多的課業，以便隨時由大腦提取應付考試。對他們來說，這些果仁是完全無害，而且是很有效的補腦劑。就連年長者記憶力逐漸衰退，栗子果仁也可以改善這種狀況。

生食栗子果仁

　　值得注意的是，聖賀德佳將同一種藥材以不同方式烹調出來的藥方，歸類出不同的療效。例如：水煮的栗子果仁為增強腦力的方子，而將未經煮熟的生栗子歸類於養心良方，這是由於加熱的過程可以改變食物的屬性。這一點，我們可以從細火慢煮的每一餐中體驗到。

應用領域：

- 心臟不適，伴隨著悲傷

 製備：在秋天收成的季節裡，可以生吃新鮮的栗子果仁。在其他的季節裡，我們只能取得乾燥的果仁。他們必須泡在水中夠長的時間，直到變軟。這需要幾個鐘頭，甚至

**聖賀德佳
寫道**

如果有人心臟不適，以至於他的心臟不能如以往的力量負擔其職，從而變得悲傷。需經常生吃栗子果仁，這就好似我們把動物油脂澆灌到他的心臟一般，如此，心臟的力量便會大增，此人重新獲得快樂，因為栗子的良好療效消除了心臟衰竭，並且強化了心臟。（PH，第 203 頁）

注意事項

栗子果仁是養心良方。不過若真正要做完整的治療，則必須要透過高良薑、歐芹心露以及紅碧玉來輔助。至於是否要增加西醫藥物的治療，則必須由醫生判斷。

聖賀德佳寫道

患有脾臟疼痛的人，應該小心地在火上烤這些果仁，然後經常趁溫食用它們，脾臟會因此變得溫暖，健康狀況會大幅提升，因為栗子良好的溫性，會受到火的熱能刺激，疼痛會受到抑制。

注意事項

脾臟這個器官很少會造成疼痛，除非是在快速跑步時引起的側邊疼痛，這常會出現在兒童時期。由於脾臟是免疫與造血的主要器官，因此食用烤過的栗子果仁可以輔助脾臟的功能。

一天之久。好讓他們變得足夠軟，不至於傷到牙齒。

 劑量：一天吃 5～7 顆。

 持續時間：4～7 週。

烤栗子果仁

應用領域：

- 脾臟不適
- 強化脾臟
- 免疫力弱（輔助）
- 協助造血

 製備：在將臨期的市集中，我們可以買到帶殼的烤栗子。在居家生活中，可以將 5～7 顆帶殼栗子，用刀在外殼上劃出十字狀，小心地放到烤箱裡烘烤，好讓它們不至於被烤焦。通常新鮮的栗子只能在秋季取得，因此這個配方有季節性。

 劑量：每隔 1～2 天，吃 5～7 顆烤栗子。

 持續時間：2～4 週。

栗子樹木材

應用領域：

- 循環系統障礙（中風後也可）
- 增強體力
- 頭部健康
- 改善記憶力

 用法：正面的臨床經驗多半來自中風的患者，他們的反饋是：雙手握著由栗子樹木材製作成的手握復健木塊，手部的觸感漸漸地改善。這給予他們一種更大的安全感。

 用量：栗樹木塊，或是栗樹做的握力器，可以依據個人的喜好每天放在手中把玩，或者嗅聞它。

持續時間：幾個星期，直到有改善。使用它的時間沒有限制。

聖賀德佳寫道

如果有人使用栗樹木材做成木杖，並將它拿在手裡，這樣他的手就會變得溫暖。從那裡吸收濕氣，他的靜脈和身體內的所有力量都會因此變得穩定。因為栗子樹內有如此強烈的熱能，會驅離人類身上的壞體液，當此人被栗子樹增加熱能時，人類身上的壞體液就會消失。如果一個人經常用鼻子嗅聞此木的香氣，它會為你的頭部帶來健康。

注意事項

有一些聖賀德佳所使用的概念並不容易被翻譯成我們醫學上的語言。例如：頭部健康。頭部健康這個字就屬於這一類。有很多聖賀德佳所描述的藥材以及配方顯示出很好的療效，但有一些使用方法沒有經過很好的試驗，因此更難證實其說法。嗅聞栗樹木頭可以改善頭部的循環系統障礙以及記憶力，以此可以做為輔助。

栗樹蒸氣浴

應用領域：

- 痛風
- 風濕
- 風濕引起的脾氣暴躁

 製備： 使用新鮮或乾燥的栗樹葉片和栗樹果莢。果莢十分多刺，因此觸碰它們的時候要格外謹慎。最好用洗衣袋包起來放入水中煮十分鐘。將這栗樹水加入到溫熱的沐浴水中。如果家裡有三溫暖的話，可以把它當成澆濕熱石頭的草藥水（Aufguss）使用。（Aufguss是使用草藥水澆濕熱石頭產生霧氣，逼出石頭內的熱氣的過程。）

 用量： 使用栗樹水沐浴，每週 1～3 次。

持續時間： 3～4 週。

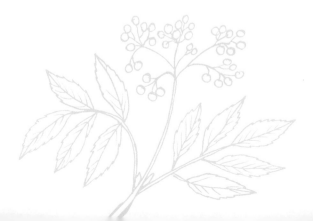

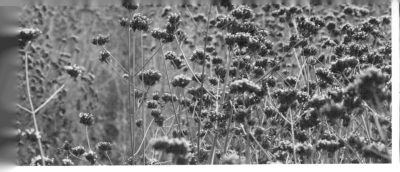
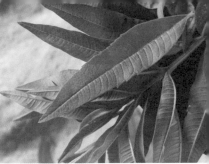

馬鞭草 | **Eisenkraut**（Verbena off.）

馬鞭草是一種會綻放柔美藍色花朵的植物。

它的治療功效顯示於牙齒疼痛和頜骨疼痛，需要與洋艾混合使用，這複方在臨床上證明有效。（PH, 第 203 頁）不過，單方使用馬鞭草香草，也有療癒力量。

應用領域：

- 潰瘍
- 外傷
- 化膿
- 皮膚發炎
- 甲床發炎（Panaritium）

 有關應用程序，請參見第七章 包紮、外敷包和敷墊。

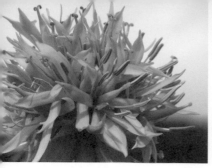
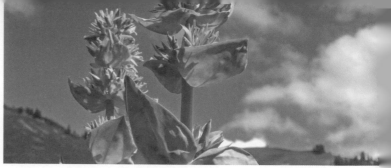

龍膽 │ Enzian（Gentiana lutea）

　　人們很少使用黃色龍膽來治療心臟不適症。但是，如果出現了聖賀德佳所描述的心臟不適症狀的不尋常感覺，黃龍膽就是一劑寶貴的藥方。

龍膽根粉（Rhiz.gentianae lu.）

應用領域：

- 心臟不適症

 製備：龍膽粉極苦，因此只能將少量的龍膽根粉末放到湯的前半碗部分，以後再吃留下的後半碗湯。

 劑量：每天 1～2 次，在湯中加入龍膽根粉 1～2 撮。

 持續時間：2～5 天。

臨床經驗：聖賀德佳在這段文字中教導我們，要仔細聆聽病患的心聲，病患對不適症狀的個別感受，可能是非常重要的線索，就如文本所描述的：「心臟幾乎無法留在原位」。巴黎的手抄本的說法是：「誰的心臟若出現疼痛，好像它無法掛在原來的繩索上。」

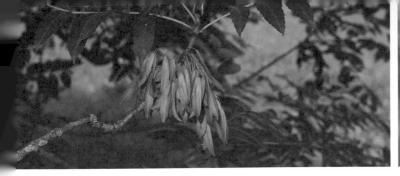
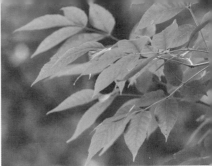

梣樹 | Esche（Fraxinus）

梣樹葉墊

應用領域：

- 關節不適
- 背痛
- 痛風

 有關應用程序，請參見第七章 包紮、外敷包和敷墊。

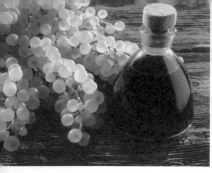
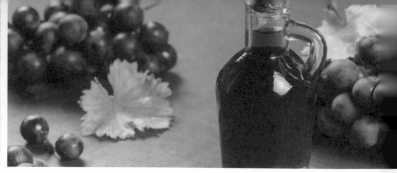

聖賀德佳寫道

如果有人因為胃寒導致無法保留住尿液，他應該經常喝在爐火上加熱過的葡萄酒，並且在所有的菜餚中加入醋，盡可能地常喝醋，如此他的胃和膀胱就會變得溫暖。因為……如此加熱過的葡萄酒的溫暖，暖化了人的胃和膀胱，因此可以保留住尿液，回到正確的消化。醋對消化有好處，並且帶來溫暖。（PH, 第 242 頁）

注意事項

如果您不喜歡葡萄醋，可以使用其他種類的醋，例如：檸檬醋、蘋果醋或由其他水果所做成的醋，而那些水果是聖賀德佳認為有價值的。

醋 │ Essig

葡萄酒醋「有益於所有的菜餚。我們將它添加到菜餚中，其份量不奪去菜餚本身的味道，只有些微品嚐到醋的滋味。」（PH, 第 158 頁）（另請參見第 8.3.1 章「營養表」）

應用領域：

- 膀胱無力和尿液不自主滲漏
- 膀胱失禁

 製備：聖賀德佳描述說，膀胱無力時可以飲用溫熱的葡萄酒，藉此支持括約肌的功能（PH, 第 197頁）。此外，應該也要將少量的醋添加到食物中，並且喝一些醋。後者通常以加水稀釋的形式飲用，以獲得更好的耐受性。

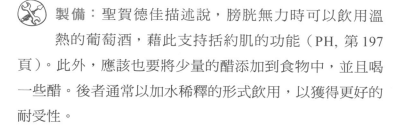 **劑量**：每隔 1～2 天，少量添加到食物中或喝 1～2次，好讓味道不至於太酸。

 持續時間：2～4 週。

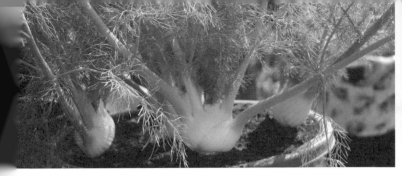
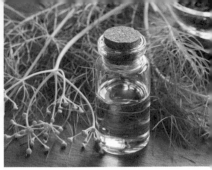

茴香 │ Fenchel（Foeniculum）

　　茴香既是食物又是藥物。聖賀德佳認為它具有「溫和的溫性，性質既不乾燥也不寒冷。」（PH, 第 73 頁）

　　茴香的使用方式：

- 茴香
- 球莖茴香
- 茴香種子
- 茴香－西洋蓍草
- 茴香－高良薑－白蘚－山柳菊複方粉
- 茴香脂香菊花草茶

茴香

應用領域：

- 提振情緒
- 感到寒凍（Frostigkeit）
- 多汗
- 消化（調整）
- 腸道不適

 製備：茴香可以生吃，蒸熟後吃或煮熟後吃，也可以搭配其它的蔬菜一起食用。

聖賀德佳寫道

一旦他經常吃茴香，此人會變得喜悅，並且為他帶來溫柔和溫暖，讓他好好出汗，帶給他良好的消化。（PH, 第 73 頁）

劑量：按照自己的喜好，可每週1次至多次料理茴香。

持續時間：2～3週。或根據個人喜好，長時間品嚐。

球莖茴香和茴香種子（Semen foeniculi）

應用領域：

- 解毒
- 引流出毒素
- 口臭（惡臭）
- 眼睛混濁
- 水晶體混濁（白內障）

 製備：趁空腹時，咀嚼茴香種子或一塊球莖，可吞食。

 劑量：3～8粒茴香種子或一塊球莖。

 持續時間：1～4週。

茴香－西洋蓍草

應用領域：

- 睡眠障礙

 有關應用程序，請參見第七章 包紮、外敷包和敷墊。

茴香－高良薑－白蘚－山柳菊複方粉

應用領域：

- 支持健康（普遍來說）
- 強化生病的人（普遍來說）
- 調整消化
- 強化心臟

 製備：

16 公克茴香種子（Semen foeniculi）

8 公克高良薑根（Rhiz.galangae）

4 公克白蘚根（Rhiz.dictamni）

2 公克山柳菊（Hieracii）

將以上的香藥草用研缽搗碎，混合在一起。我們從各個組成成份的特性就可以猜測到它們的療效。

 劑量：飯後 45～60 分鐘，取此複方粉配溫葡萄酒服用。每天 1～2 次，將 1～2 撮複方粉放入 ½～1 烈酒杯的溫葡萄酒中。

持續時間：1～3 週。

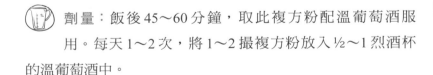

茴香脂香菊花草茶

（Herba foenichuli-Herba balsamitae）

茴香脂香菊花草茶是少數有益於人的聖賀德佳茶品之一。

應用領域：

- 念頭思想侵擾而至
- 思緒紛亂
- 煩惱憂思（後果或伴隨性的）
- 悲傷（後果或伴隨性）
- 考試的焦慮
- 上台恐懼症
- 受到震驚的情況

脂香菊（Balsamkraut）是一種草本植物，不要把它與香脂木（Balsambaum）的樹脂混淆，後者用於遺體的防腐保存。除了藥草，花草茶裡面還含有茴香（不是茴香種子），因為文本說：「然後扔掉⋯⋯那藥草。」

 製備：1. 25 公克脂香菊藥草（Herba balsamitae）與 75 公克茴香藥草（Herba foeniculi）混合。

2. 將 1 湯匙茴香脂香菊混合物放入 ½ 公升水中，熬煮 5 分鐘後過濾。

3. 冷卻後飲用。茶－在涼爽的季節，可以趁溫飲用。

 劑量：每天 1～3 杯

 持續時間：2～4 週。如有必要，茶可以時常煮來喝。

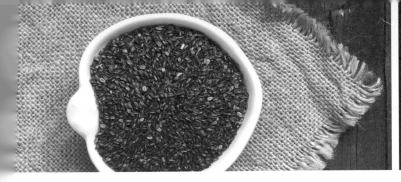
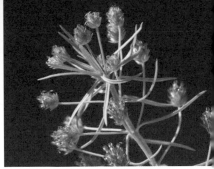

洋車前籽 ｜ Flohsamen, Flohkraue（Psyllii semen）

　　洋車前籽是洋車前草植物的種子，是車前草品種之一不是動物性的產品。

　　根據聖賀德佳（Hildegard von Bingen）的說法，除了以洋車前籽加到葡萄酒中熬煮成藥酒外，還有治療兩種不適症狀的配方，不需加葡萄酒，這也是對人非常有幫助的配方。

　　有三種藥物製劑：

1. 洋車前籽葡萄酒
2. 洋車前籽熱敷
3. 洋車前籽（種子）

洋車前籽葡萄酒

應用領域：

- 悲傷
- 情緒低落
- 過敏性疾病（胃灼熱）
- 食物的不耐受性

 製備：1茶匙洋車前籽和½杯葡萄酒，煮3～5分鐘，過濾後，趁熱飲用葡萄酒。

 劑量：½杯洋車前籽葡萄酒，每天1～2次。

聖賀德佳寫道

洋車前籽性寒，但在此寒性中有甜美的組合。若有人將它放入葡萄酒中熬煮，趁熱服食，高燒即退。若有人精神抑鬱寡歡，洋車前籽的甜美組合會使他愉悅，透過它的冷性也透過它的甜美組合，使頭腦保持健康，增強腦力。（PH, 第41頁）

注意事項

洋車前籽葡萄酒是一種輔助性的配方，在人感到傷心的時候。如果我們經常使用的香菫菜葡萄露（PH, 第190頁）或／和斑葉疆南星根藥飲無法減輕症狀時，便可採用此方。（PH, 第43頁）

持續時間：持續 2～3 週。

 臨床經驗：奧地利籍的Felicitas Karlinger女西醫是一位
經驗豐富的聖賀德佳自然療法醫生，許多病患向她致
謝，感謝此配方治好他們的過敏性疾病和食物不耐受性等相關
的病症！我感謝她提供我這個經驗以及其他的建議，讓我能使
用洋車前籽來處理過敏方面的病症。

洋車前籽熱敷

應用領域：

- 胃灼熱
- 過敏性疾病

 應用程序，請參見第七章包紮、外敷包和敷墊。

洋車前籽（種子）

洋車前草的種子對疾病有很好的助益，儘管有些並不 是
由聖賀德佳所列舉的，但是這些配方都獲得了良好的效果。

應用領域：

- 腸道怠惰
- 便祕傾向（Obstipation）
- 膽固醇過高

腸道怠惰會被稱作是便祕（Obstipation），但是這位本篤
會的修女——聖賀德佳，針對經常用來治療便祕的亞麻籽給
予的評論如下：「亞麻籽性溫，但不適合人吃。」（PH，第 133
頁）

所有為患病者所使用的亞麻籽基本上都應該運用在外部，
（PH，第 128 頁）。洋車前籽是輔助規律性排便的配方，這是

一帖眾所周知並且久經考驗的驗方。

便祕的定義眾說紛云。相對於認為排便（Stuhlgang）每週 1～3 次是正常的，自然療法的執業醫師有其不同的看法，他們重視每日儘可能消化是有意義的，而且有其必要性。排空腸道是一種淨化的過程，此過程讓直腸粘膜從潛在可能有害的「排泄廢物」中獲得釋放。

從治療的觀點來看，自然療法醫師在處理便祕時會使用對開蕨藥飲（PH, 第 106 頁）和熊茴香複方粉蜂蜜梨做為療癒藥方。（PH, 第 45 頁）。

製備：清晨在丁可小麥粥中加入 1～2 茶匙的洋車前籽（請參見第 8.2.1 章 早餐和丁可小麥粥），之後再喝 2 杯溫暖的香草茶，最好是茴香茶。

如果不放在丁可小麥粥中，我們可在 ½ 杯溫的香草茶中加入 1～2 茶匙的洋車前籽或讓它們浸泡在茴香茶裡，喝此膨脹的洋車前籽茶後，要再喝兩個咖啡杯的水。如上所述，這是因為，洋車前籽泡水後會膨脹，此時需要補允水份。

劑量：1～2 茶匙的洋車前籽，放入丁可小麥粥，或放入 ½ 杯的香草茶或茴香茶裡面。

持續時間：1～6 週，每天 1 次，可能的話可以加長時間，甚至可超過 2～3 個月。

另外一個非聖賀德佳的應用洋車前籽方法，在自然療法中同樣有被提及過：洋車前草種子的殼有降低膽固醇的作用，這可以追溯到洋車前籽本身的能力，它可以結合腸道中膽鹽，此一結合的膽鹽會被排泄掉，從而讓肝臟從現有膽固醇中產生新的膽鹽。如此便可以降低膽固醇。

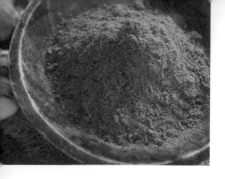
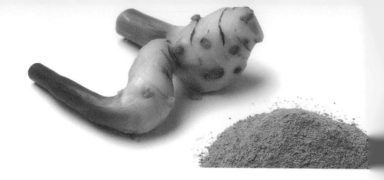

高良薑 │ Galgant（Alpinia off.）

高良薑，如同西班牙甘菊般，是聖賀德佳所描述的有療癒性的香料中最常被使用的種類之一。高良薑在某種意義上是自然療法中的「敲門磚」，有著許多成功的案例報告。

「高良薑幾乎完全屬熱性，但其中也蘊含冷性，十分有療效。」（PH, 第30頁）聖賀德佳如此描述它的特性。

使用方式有許多種，各有不同的作用：

- 高良薑根片
- 高良薑根粉
- 茴香和高良薑根
- 用在料理食物的高良薑根粉
- 高良薑根粉泡水
- 高良薑根葡萄酒

高良薑根片或高良薑根粉

應用領域：

- 心臟不適
- 血液循環不良（低血壓）
- 因為心臟無力，感到快昏厥（Ohnmacht Neigung）
- 因疲勞引起的代謝無力

- 因缺氧導致無法集中注意力
- 血液循環的障礙
- 心臟動脈硬化／冠狀動脈的動脈粥樣硬化（冠狀動脈硬化 Kornarsklerose）

 製備：心臟無力、缺氧或疲倦引起的血液循環不良，經過證明，高良薑是「振奮劑」。如果心臟有動脈硬化，即冠狀動脈硬化，要服用茴香－高良薑－白蘚－山柳菊複方粉（PH, 第 87 頁）。

劑量：每天 2～3 次，每次 1 錠 或 每次服用一刀尖的高良薑粉末，每天約 1～2 次。

茴香和高良薑根

持續時間：服用錠劑 1～3 週，並且根據需要將 1～2 刀尖的粉末固定配飯長期食用。聖賀德佳提到，高良薑有維持健康的效果。

高良薑根粉泡水

應用領域：

- 發燒
- 感染
- 感冒感染
- 流感（類似流感的感染）

**聖賀德佳
寫道**

若有人發高燒，應該將高良薑搗碎，將它的粉末放入到泉水中飲用，它會解除高燒，因為泉水的冷性與甜性混合了高良薑的熱性，可以減少高燒的熱浪。

起初令人驚訝的是：高良薑「幾乎完全屬熱性」，正如聖賀德佳所描述的一樣。雖然如此，仍然可以「減少發燒的熱潮」。醫學思維的對抗性原則—冷制溫以及溫制冷—牢不可破。聖賀德佳透過以下的方式擴展了這樣的想法，讓我們認識到用「好熱」對抗「灼熱的發燒」是有幫助的。

這是「同類治療同類」的方法，好的溫暖對抗壞的溫暖和致病的溫暖，或是良好的寒冷對抗造成負荷的寒冷。我們在聖賀德佳的評論中找到了一種比其他自然療法更常見、也更細緻分化的路線。

這讓人一開始很難理解，如果看來不是太荒謬的話。在另一個生活領域中，有一件眾所周知的事實：在嚴寒的地區，如果出現了凍傷，不是用溫水去處理身體凍僵的部位，特別是手和臉，而是使用雪去搓它。在此，我們又見證了好的冷性可以用來對抗致病的冷性。

 製備：1～2小撮高良薑粉放入泉水中或飲用水中，攪拌後飲用。

 劑量：每天3～4次，將1～2撮高良薑粉放入新鮮的水中飲用。

 持續時間：2～5天，包括症狀消失後的1～2天。

 臨床經驗：當被感染時，有一些患者會感到需要來點熱乎乎的茶飲以取代冷飲。在這些情況下，將高良薑根粉末放入到溫熱或熱的茴香茶或花草茶中給患者飲用，證實是很有幫助的。

高良薑根葡萄酒

- 腰部疼痛（尤其是受到寒氣的影響）

 製備：將 1～2 錠高良薑放入 ½ 杯葡萄酒中煮，趁熱飲用。或是使用 ¼～½ 茶匙高良薑根粉放入葡萄酒中煮。

 劑量：喝 1～2 湯匙高良薑根葡萄酒，每日 3～5 次。

 持續時間：2～5 天。

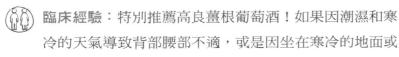 **臨床經驗**：特別推薦高良薑根葡萄酒！如果因潮濕和寒冷的天氣導致背部腰部不適，或是因坐在寒冷的地面或其他受凍的原因引起的腰背部不適症。

注意事項

這種治療可以根據感染的嚴重程度，服用歐前胡根與西班牙甘菊根加以補充。

聖賀德佳寫道

若有人因為背部或腰部有壞體液而引起疼痛，應該將高良薑放入葡萄酒中煮沸，如此疼痛會消退，因為這疼痛是因為寒性的體液引起的，透過溫熱葡萄酒中的高良薑熱性，會被驅逐。（PH, 第 30 頁）

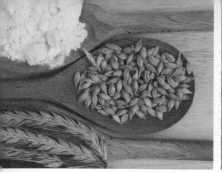
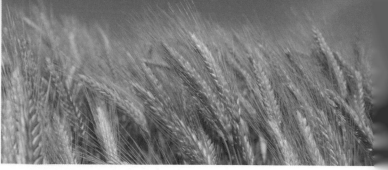

**聖賀德佳
寫道**

大麥（ordeum）
性冷，而且比上
面所提到的穀物
（燕麥）都更冷
更弱，大麥做成
的麵包或是麥粉
食物，對健康的
人與病人同樣都
有害處，因為它
們不像其它的穀
物般擁有那麼大
的能量。（PH, 第
25頁）

大麥 ｜ Gerste（Hordeolum vulg.）

　　聖賀德佳不推薦使用大麥穀物製作麵包和糕點（請參見第8.3.1章「營養表」），但是經證明它是治療皮膚病的好穀物。

應用領域：

- 面部皮膚病
- 臉部有鱗屑

 　有關應用程序，請參見第七章 包紮、外敷包和敷墊。

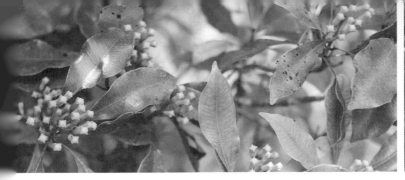
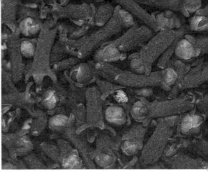

丁香 | **Gewürznelke**（Syzygium aromaticum）

丁香是眾所皆知的廚房常備香料，也是聖誕節前烈酒中的香料聖品。它的治療特性鮮為人知，但其療效擴及許多領域。

應用領域：

- 突發性聽力下降
- 耳鳴（耳朵有雜聲）
- 水腫（Oedeme）
- 積水（Wasseransammlung）
- 腹腔積水（腹水）
- 痛風
- 大腳趾趾關節的痛風（Podagra）
- 打嗝（Singultus）

應用範圍──

聽力突然下降，耳鳴，耳朵中的噪音

 用法：仔細咀嚼丁香（1～2分鐘），這會產生濃烈的味道，然後將剩下的丁香渣從嘴中取出。

劑量：針對急性聽力障礙，每小時3～4次，每次咀嚼1粒丁香。之後，每天2～3次。

對於慢性疾病，1次1粒丁香，每天2～3次。

 持續時間：3－14天。

應用範圍──
水腫（Oedeme），積水（浮腫），腹水（腹腔積水）

聖賀德佳的文本暗示了腹腔的內部水腫。但是，丁香在腿部腫脹（浮腫）也顯示了很成功的案例。如果歐芹心露無法有足夠的幫助，可以使用丁香幫忙。我們也可以單獨使用丁香。

 用法：咀嚼丁香（PH, 第97頁）。

 劑量：早上1粒丁香。
下午1粒丁香（下午3:00－5:00）。

 持續時間：1～4週。

 臨床經驗：除歐芹心露外，丁香也被證明可以更好地排泄水分。根據聖賀德佳的意見，第二劑不宜在晚上時刻過晚服用，以免被額外增加的排尿次數打擾夜間的休息。

應用範圍──
痛風／大腳趾趾關節的痛風（podagra）

 用法：咀嚼丁香（PH, 第97頁）。

 劑量：每天2～5次，每次咀嚼1粒丁香。

持續時間：2～7 天。

應用範圍——打嗝（Singultus）

 用法：咀嚼丁香（PH, 第 97 頁）。

 劑量：1 粒丁香，每隔短時間 2～4 次（5～10 分鐘）反覆咀嚼。

 持續時間：只需短暫服用。

如果打嗝現象又回來的話，可以重複食用。如果是經常性的打嗝，則有必要進行醫學上評估。

注意事項

丁香很適合治療初期的大腳趾趾關節的痛風，對已經比較嚴重的病症少有幫助。

聖賀德佳寫道

如果有人受苦於打嗝，要經常在空腹時，服用丁香。（PH, 第 43 頁）

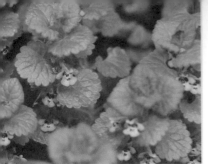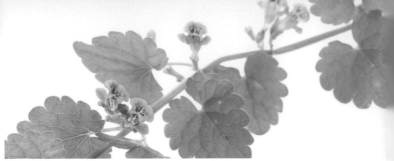

金錢薄荷 | **Gundelrebe**（Glechoma）

　　金錢薄荷可以食用，在美食家的眼中是很受歡迎的湯中佐料（請參見第 8.3.1 章「營養表」），但是，它也是藥劑。

應用領域：

- 耳朵內有雜音（Ohrgeraeusche）
- 耳鳴（Tinnitus）

 有關應用程序，請參見第七章 包紮、外敷包和敷墊。

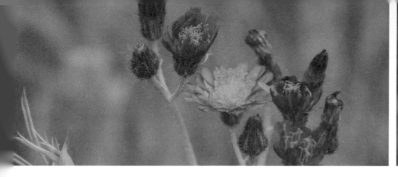
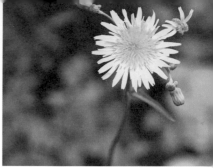

山柳菊 | Habichtskraut（Hieracium）

當白蘚單方的效果不佳、不適症狀加重或臨床發現結石有明顯變大時，山柳菊也可以化解結石。

山柳菊粉（Phil.Herae hieracii）

應用領域：

- 心臟動脈粥樣硬化（冠狀動脈硬化）
- 其他動脈的硬化
- 結石造成的疼痛
- 膽結石
- 腎結石

 用法：山柳菊香草不應單獨使用：針對結石時，要與白蘚結合使用；針對心臟受到影響時，要與高良薑組合使用。臨床證明，山柳菊與高良薑、白蘚組合後給予病人服用，可以有效地防止結石形成以及動脈硬化和鈣化。

 劑量：每次 1 撮，每天 1～2 次。

 持續時間：2～4 個月。

聖賀德佳寫道

山柳菊性寒，食用可以強心。它可以消滅人類體內某些部位累積的不良體液。但是需要食用時，不應單獨或直接食用，因為它味道極苦，因此可另外加上些許白蘚或些許高良薑、亦或些許莪朮，再如前述方式食用，便可排解那些寒涼的體液。

注意事項

山柳菊也是茴香－高良薑－白蘚－山柳菊複方粉的一部分。（PH, 第 87 頁）

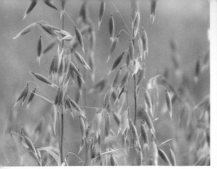
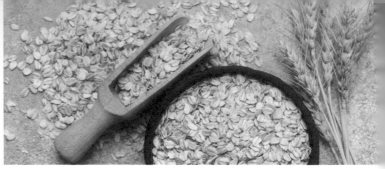

燕麥 │ Hafer（Avena sativa）

　　燕麥是很有療效且是一種能夠增強力量的食物（請參見第 8.3.1 章「營養表」），燕麥也可作為三溫暖藥浴的藥劑。

　　使用方式：

- 燕麥
- 燕麥三溫暖

燕麥

應用領域：

- 提振情緒
- 清晰的理智
- 中度虛弱者的滋補品

 製備：最常見的形式是燕麥麵包和燕麥片。

 劑量：煮 2～3 湯匙的燕麥片或吃燕麥麵包。

 持續時間：根據需要。

燕麥三溫暖

應用領域：

- 思想反覆多變
- 優柔寡斷

 製備：對於沒有三溫暖浴室的人，適用下列方法：

在 1 升水中加入 5～7 湯匙燕麥粒，熬煮 5 分鐘，然後將燕麥粒放在頭部，尤其是上半身，並把燕麥水添加到浴缸的水中。在水中浸泡 10～15 分鐘。

 用量：每週 1～2 次。

 持續時間：2～3 週。

聖賀德佳寫道

對那些因痛風引發精神分裂與思考反覆的人，若此人感覺到快要發瘋時，可將他的整個身體浸泡在蒸氣浴中，浴池的水用煮過的燕麥水，並且將用煮過燕麥的水淋在熱石頭上，時常如此做，一直到恢復健康。因為燕麥有一種強烈的味道，以及很強的煙燻味，可以將痛風的強度減緩。由於燕麥本性強烈，可以緩和瘋狂，這瘋狂是來自體液的騷動失衡。這一切透過那些加熱後灼熱的石頭起了作用；痛風其實是屬寒性。（PH，第 25 頁）

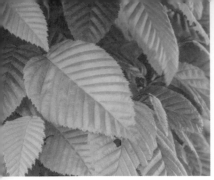
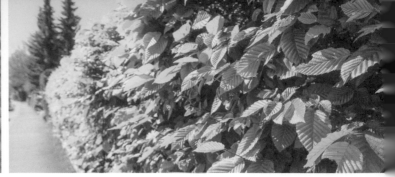

角樹 | **Hagebuche／Hainbuche**（**Carpinus betulus**）

「角樹……顯示出……可觀的繁榮茂盛。」（PH, 第229頁）這個「繁榮茂盛」的特徵正好可以幫助無法順利懷孕生子的夫婦們，經由配方的協助，讓許多新生兒誕生到娑婆世界。

聖賀德佳寫道

趁青綠時，取小枝條帶葉，放入牛奶或綿羊奶中煮（不可以是山羊奶），然後將枝和葉丟棄，將此奶與麵粉或雞蛋一起料理，好讓人能夠食用它。如此，那些有生育力卻習慣性流產的婦女，能夠飲用以此方式料理的奶汁，而這樣對他們的妊娠有益，並能保住胎兒。（PH, 第229頁）

角樹樹枝與樹葉

應用領域：

- 渴望得子，徒勞無功
- 流產的傾向（傾向於妊娠中止）

 製備：1. 3～4片帶小枝的角樹葉子，放入1～2杯牛奶或羊奶中，熬煮5分鐘，然後過濾。

2. 將一些麵粉放入到冷水中攪拌，倒入剛熱好的牛奶中，使用打蛋器攪拌。

3. 再次將牛奶煮沸後即可食用。

4. 也可以用雞蛋代替麵粉。

劑量：每週2～3次。

 持續時間：2～3個月後，應該會開始出現妊娠現象。如果懷孕了，建議持續服用此藥方，直到懷孕第12週結束為止。

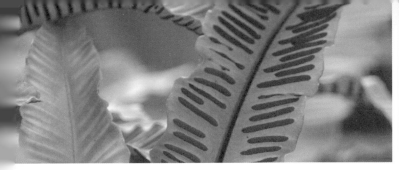
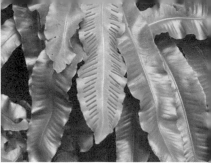

對開蕨 │ **Hirschzungenfarn**（Scolopendrium vulgare）

　　鹿舌蕨，或更確切地說是對開蕨。此對開蕨藥飲是經常被使用的藥方。修道院的女院長聖賀德佳描述，它對肝臟、肺臟、腸、胃腸道和荷爾蒙系統有很好的作用。從聖賀德佳的角度，我們可以認識自然療法一個絕妙的面向，也就是說，要把多個器官系統看作是一個彼此相關、互相有對應關係的整體，並加以全人性的治療。

　　例如：在臨床上，我們會發現患者告知不適症狀出現在胃部，但是可能是由於肝功能不正常而引起的。在身體檢查時，肝臟區域就會出現敏感性，但血液中的肝指數卻沒有呈現異常（請參見第 3.3 章 新陳代謝）。

　　使用方式：對開蕨有兩種藥物配方和三種作用方向：
- 對開蕨藥飲
- 對開蕨粉（純）
- 加熱兩次的對開蕨葡萄酒

對開蕨（蕨類）藥飲
（**scolopendrii-cinamomi-piperi longi**）

應用領域：
- 胃部不適

**聖賀德佳
寫道**

取對開蕨，放在葡萄酒中強力熬煮，加入一些蜂蜜，再次煮滾。之後，將長胡椒和雙倍的肉桂磨成粉狀，將這些加入到剛才提到的葡萄酒內，再一次煮沸，然後用布過濾，之後做成草藥酒，經常在飯前與飯後喝此藥酒。此酒有益於肝臟，能夠清肺，治療疼痛的臟腑，並且可以除去體內的腐爛與黏液。
（PH, 第45頁）

注意事項

我們可以買到對開蕨藥飲成品，也可以自製，藥材可以在專賣店購買。

- 腸道不適
- 胃易受刺激（Reizmagen）
- 腸道易受刺激（Reizdarm）
- 脹氣
- 肝臟新陳代謝無力
- 上腹不適症
- 有脹氣傾向
- 消化過程中腹瀉與便祕交替出現
- 消除毒素
- 排毒（減少「腐敗物」）
- 咳嗽／支氣管炎並同時出現腹部不適
- 服用抗生素後，支持腸道菌叢（請參見第3.5章 腸道—具有多種任務的器官）
- 過敏性疾病
- 調節荷爾蒙

 製備：5公克對開蕨粉（Plv. Scolopen drii）

10公克錫蘭肉桂皮（Cinnamomum ceyl.）

5公克長胡椒（Piper longus）

80公克蜂蜜

1公升葡萄酒

1. 將對開蕨粉放入1公升葡萄酒中，熬煮10分鐘
2. 加入蜂蜜，再短暫煮沸。
3. 把肉桂和長胡椒放入鍋中，進行第三次煮沸。
4. 用裝有濾布的篩子過濾。

劑量：以下的漸進服用方案被證實是有效的，最初只是在進食後服用，後來在進食前後都服用：

成年人

第 1 天到第 3 天	一日 3 次，每次 ½ 湯匙，飯後服用
第 4 天到第 6 天	一日 3 次，每次 1 湯匙，飯後服用
第 7 天開始	一日 3 次，額外飯前服用 ½ 湯匙，在飯後服用 1 湯匙

兒童

1 歲到 3 歲	進食後 1～2 滴
第 4 天到第 6 天	一日 3 次，每次 1 湯匙，飯後服用
4 至 8 歲	進食後 4～8 滴
9 至 12 歲	進食後 ¼ 茶匙
13 歲以上	進食後 ½ 茶匙
14 歲以上	進食後 1 茶匙

注意事項

8 歲以下的兒童應該僅在特殊情況下使用對開蕨藥飲，因為它內含葡萄酒。（請參見第 3.2.2 章 服用與劑量）。

 持續時間：成人服用 1～2 瓶為止，兒童 1.5～3 週。

臨床經驗：在診間經常聽到病人抱怨所謂的非特異性或功能性的胃部或腹部不適，但是在血液或超音波的檢查中卻找不到疾病的跡象。在進一步的問診之後，他們常會提及以前的抗生素用藥「弄亂了腸子」。（請參見第 3.5 章 腸道－具有多種任務的器官）。此時，對開蕨通常對鎮定腸胃和促進好的腸道細菌（益生菌）很有助益。

即使先前沒有作過抗生素治療，事實證明對開蕨的治療仍

聖賀德佳
寫道

可以更進一步地將對開蕨放在烈陽下曬乾或是放在溫熱的磚瓦上，但是要以柔和的方式，之後將它磨成粉末，空腹與飯後放在手中舔食。它可以緩和頭疼與胸部的疼痛，緩解身體的其他疼痛，因為突然的疼痛與突發的崩潰，是由突然溢出的強溫與強寒體液引起，上述的草藥力量與加熱的葡萄酒的雙份溫氣可以把它壓下來。（PH, 第45頁）

注意事項

由於不可能，也沒有意義在短時間內重複整餐飯，臨床實踐證明可以把一片乾麵包或一片餅乾當成「一餐」。

然非常有效，例如：過敏。

長期咳嗽可能與肝功能虛弱有關，也可能與腹部部位不適有關。這些狀況，人們應該要想到對開蕨（蕨類植物）藥飲。

女性與月經或荷爾蒙相關的不適症狀，例如：月經太過疼痛、月經提早、月經晚到、經血過多、沒有懷孕月經卻不來以及與月經週期相關的情緒變化，例如：易怒、悲傷或失眠、熱潮紅，有些甚至一直到年事已高都還出現這些現象。如果小白菊（PH, 第151頁）效果不彰，就要想到使用此藥飲。

對開蕨粉（純）（Plv. Herbae scolopendrii）

應用領域：

- 各種疼痛

 用法：飯前和飯後，從手上舔食對開蕨粉，最好從手掌上。

劑量：飯前飯後各1撮對開蕨粉。

可以重複多次（3～5次），短時間內（每隔10～15分鐘）。

持續時間：使用此粉通常只是短期服用個 ½～1 天。不過，它可以更頻繁地重複，並且在慢性疼痛時也可以長期服用。

加熱兩次的對開蕨葡萄酒

應用領域：

- 因疼痛或震驚導致的昏厥
- 震驚受創的情況

 製備：在受到驚嚇的情況之下，或是突發有暈厥的傾向時，請將葡萄酒加熱，稍待冷卻後（3～5分鐘），再次將酒加熱。然後，馬上在熱葡萄酒中加入對開蕨粉。這種混合配方應該要一口口地啜飲。

將少量的葡萄酒加熱，最佳方法是把酒倒在小平底鍋，放在爐灶上，來回移動半底鍋，因為液體量很少，葡萄酒甚至可能無法完全覆蓋平底鍋的表面。

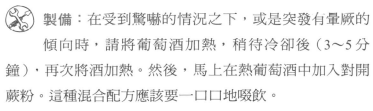 **劑量**：1～2撮對開蕨粉，20～50毫升的葡萄酒（½～1個小玻璃杯）。

在10～60分鐘之內飲用，可以重複2～3次。

 持續時間：1～7天。

聖賀德佳寫道

突發性的疼痛與突發性的崩潰，此兩者來自於強溫與強寒體液的突然往上冒，透過上述香草藥的力量，和雙倍加熱葡萄酒的溫暖，可以將它壓制下來。如此，若是因為某種疼痛導致突然且嚴重的昏倒傾向，只要喝到放此粉末的溫葡萄酒，此人就會好轉。（PH，第46頁）

小心！

突然暈倒的情況必須要有醫療診斷上的釐清。如果暈厥持續下去，不可以給予葡萄酒，必須馬上打電話給醫生或是送急診。

疼痛是一種身體的信號，提醒我們有機體故障了或有疾病存在。如果疼痛一直不斷襲來或是沒有快速停止，必須透過醫療的診斷來加以釐清。

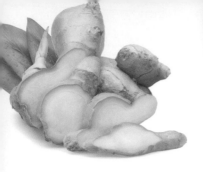
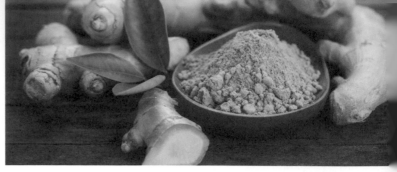

生薑 │ **Ingwer**（Zingiber off.）

　　有別於中醫與印度阿育吠陀醫學的觀點，聖賀德佳以完全不同的角度看待生薑。它作為香料，只對生重病的人有療效，其應用的形式為「但是，若有人的身體枯槁，幾近衰竭，可把生薑磨成粉，取少許的生薑粉放入到早晨的湯中，趁空腹服食，或也可以餐與餐間用麵包沾少許生薑粉食用。他的身體狀況就會獲得改善。」（PH, 第33頁）（請參見第8.3.1章「營養表」）。

生薑粉

應用領域：

- 眼睛潰瘍（附帶眼睛渾濁）
- 眼部化膿（附帶眼睛渾濁）

 製備：將½～1茶匙生薑粉用布包好綁好，放入½杯葡萄酒中，靜置3～6個小時，直到葡萄酒吸收了刺激性與酸性的味道為止。在過程中，可以透過手指頭沾葡萄酒來「嚐試」，查看葡萄酒的味道是否已經充分改變了。

劑量：晚上時刻，將手指輕輕浸入葡萄酒中數次，然後將手指上沾到的葡萄酒液體擦拭眼睛周圍。

持續時間：3～10 天，直到改善為止。

生薑－高良薑－莪朮－醋－葡萄酒

應用領域：

- 皮疹
- 牛皮癬（Psoriasis）

 製備：2 茶匙生薑粉（Ping. Zingiberis）

4 茶匙高良薑根粉（Plv. Rhiz. Galangae）

1 茶匙莪朮根粉（Plv. zedoariae）

1. ½ 茶匙三種藥材的混合粉末用布紮好。
2. 3 湯匙醋加入到 ½ 湯匙葡萄酒中。
3. 將 1 的混和粉末加入到 2 的葡萄酒中。
4. 浸泡 30～60 分鐘。

 用法：用包含有粉劑的溼布，塗抹在皮膚患處。

 劑量：每天 1～2 次。

 持續時間：1～3 週。

 臨床經驗：卡琳格醫師（Dr. med. Karlinger）使用這藥
方獲得了很好的反饋。

**聖賀德佳
寫道**

此人該……把生薑和兩倍的高良薑和一半份量的莪朮搗碎……若有人身體上長疱疹腫塊（Beulenflechte），可取此粉末，將它綁在布裡頭，將此布放入到醋裡，倒入少許的葡萄酒，讓醋不至於變得太酸澀和刺激。之後，用此塊布與此粉末塗抹在患處，也就是長了疱疹的地方，此人便會痊癒。（PH, 第 34 頁）

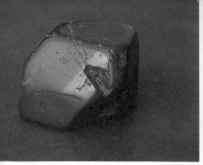

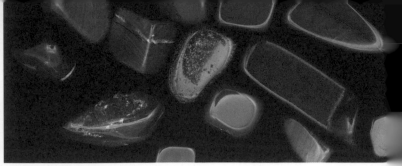

紅碧玉 │ **Jaspis**

有關「使用療癒石」的相關訊息，請參見第36頁。

紅碧玉與紫水晶是兩種最被廣泛使用的礦石，我們收到很
多相關的正面回饋，尤其是針對以下器官部位的不適感：

應用領域：

- 關節和脊椎／背部
- 耳朵
- 鼻子
- 心臟
- 思想與睡眠

應用範圍──關節和脊椎／背部

- 風濕
- 痛風
- 背痛（尤其是）
- 頸部疼痛
- 腰痛
- 關節痛（特別是）
- 髖關節疼痛
- 膝蓋疼痛
- 肩痛

用法：紅碧玉最常應用在「背部和關節」，它是背與關節的療癒石，可緩解各種關節疼痛。當石頭變熱時，應該將它放到一邊，冷卻到變回室溫的溫度後，可以再次使用。

用量：每天 3～5 次，直到石頭變熱為止。

持續時間：1～5 天，視需要而定。

注意事項

紅碧玉與洋艾油結合，效果很好。（參考本書第 207 頁）

臨床經驗：我們很可以理解，一般人剛開始對石頭有療效一事，採取懷疑的態度。就經驗醫學而言，許多病人都是姑且「一試」。關於紅碧玉最令人印象深刻的回饋是：有一位大約 70 歲的女病人，因為膝蓋疼痛，醫生建議她要進行關節鏡檢查。由於她很想避免作這種檢查，因此前來尋求建議，我「開立」的藥方是：紅碧玉石一顆。經過了好一陣子，她音訊全無。有一回，她因為受到感染而回到診所看病，我問她，你的膝蓋現在如何了？我得到的答案是：「我的膝蓋變好了，我沒有動手術，也沒有作關節鏡檢查。至於那塊石頭，我把石頭給了我的鄰居，她使用後也同樣免作膝蓋關節鏡檢查了。」

應用範圍——心臟

- 心臟病發作（突然間）（Herzattacken）
- 心神不寧（忐忑不安）
- 心悸
- 心律不整（無需進行心臟病的治療）

用法：所謂的功能性心律不整，在心電圖中或透過詳細

的心臟檢查確定沒有器質性病變後，使用紅碧玉會有很好的反應。此塊石頭還可以與其他藥理心臟藥物同時使用，可以用在其他主觀上不舒服的心律不整症狀。

 用量：每天 3～5 次，直到石頭變熱。

持續時間：1～5 天，視需要而定。

應用範圍——耳朵

- 聽力障礙（尤其是由於鼻竇感染引起的）
- 中耳炎
- 鼓膜穿孔（Perforation），即所謂的開放式鼓室

 用法：多次對著紅碧玉呵氣，然後放置在耳朵旁，在石頭上不要用麻絮（希爾德布蘭特教授所使用的字是「大麻絮」（Hanfbueschel），而是用棉片或布包起來，並用藥膏布或額頭飾帶加以固定。

 用量：每天 1～3 次。

 持續時間：2～7 天。

臨床經驗：重聽（耳鳴）經常出現在鼻竇區域，因為感染導致管狀粘膜發炎（Tubenkatarrh），讓聽力受到限制，就好像人開車在阿爾卑斯山上或飛機降落時所出現的狀況一般。

一位五歲的小女孩提供了很正面的回饋，她罹患慢性中耳化膿，甚至單耳鼓膜穿孔，另一個耳朵則是健康的。她儘管定期去看耳鼻喉科醫生，但是 2～3 週下來仍無改善。使用紅碧

玉幾天之後，專科醫師對紅碧玉的治癒成功率感到驚訝，他甚至以為，他看錯了耳朵，把健康的耳朵當成了生病的耳朵。改善幅度之大，令人喜出望外！

應用範圍──鼻子

- 流鼻涕
- 鼻塞（傷風引起的鼻塞）

 用法： 將呵過熱氣的紅碧玉放入鼻孔中。尺寸大小和形狀必須適合他，不要滑入鼻腔深處。

 用量： 每天 2～4 次。

持續時間： 2～5 天。

應用範圍──思想和睡眠

- 侵入性思想
- 因「旋轉馬車」似的念頭，導致的睡眠障礙
- 噩夢引起的睡眠障礙

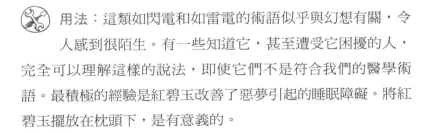 **用法：** 這類如閃電和如雷電的術語似乎與幻想有關，令人感到很陌生。有一些知道它，甚至遭受它困擾的人，完全可以理解這樣的說法，即使它們不是符合我們的醫學術語。最積極的經驗是紅碧玉改善了惡夢引起的睡眠障礙。將紅碧玉擺放在枕頭下，是有意義的。

 用量： 戴 2～4 小時，或晚上放在枕頭下。

 持續時間： 3～7 天，也可以為期 1～2 週。

聖賀德佳寫道

如果有人傷風、感冒嚴重，可以將紅碧玉放在嘴旁，然後用溫暖的呼吸向它呵氣，直到它變得溫熱與潮濕，然後將此塊石頭放到鼻孔中，用手將鼻子堵住，讓溫暖進入頭部，因此頭部的體液會更快、更容易流動得更順暢，如此這個人就會好轉。（PH, 第 266 頁）

聖賀德佳寫道

如果夢中出現閃電、打雷，那最好將紅碧玉放在身上，因為夢中的圖像與幻覺將會驅離，並使人得到安寧。（PH, 第 266 頁）

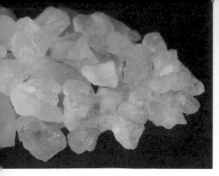
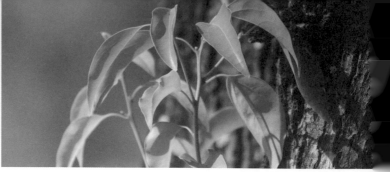

樟腦 | **Kampfer**（Camphora）

現在，說到樟腦，它是一種從樹木而來的樹脂，內含空（blank）的冷性和銳利的療效，如同石頭內的效果，但是樟樹，也就是流出樟腦的樹木，內含有銳利與純淨的冷性，其質地也很純淨。（PH, 第51頁）

蘆薈－沒藥－香樟－萵苣粉

（也稱為：萵苣複方粉）
（蘆薈－沒藥－樟腦－萵苣）
（Plv. Aloe-Myrrhae-Camphorae-Lactucae）

應用領域：

- 循環系統的不適症狀
- 血液循環不良
- 無力的傾向
- 虛弱狀態
- 強化健康

 製備：5公克的蘆薈

　　　5公克的沒藥（Myrrha）

3.5公克的樟腦（Camphora）

1. 將以上材料放入鍋中用小火加熱 5 分鐘後，攪拌均勻。

2. 加入 10 公克的萵苣（Lactuca domestica）和一些麵粉攪拌在一起，再加入少許水。

3. 分成小等份，放到烤箱中用小火烘焙。

4. 放到研磨缽內磨碎。

製備：將製作好的萵苣複方粉末放入到蜂蜜汁（Honigwuerze）（請參見第 3.2.2 章 服用與劑量）中一起服用。在診所裡，病人配溫水喝，無論添加或不加蜂蜜，都證實了療效。

用量：一天 3～5 次，將兩刀尖的萵苣複方粉加入到溫蜂蜜水中服用，臨床的經驗顯小，無論是否加蜂蜜，即使配溫茶服用，都證實其效用。

持續時間：在急性情況下，間隔較短時間，亦即每隔 10～20 分鐘服用 1 次，約服用 4～5 次，直到改善為止。

持續較長時間的虛弱狀況：每天服用 2～3 次，持續 2～4 週。

注意事項

究竟 Lattich 萵苣是指哪種植物，席德布朗教授（Prof. Dr. R. Hildebrandt）在第三冊的醫藥書中清楚地説明了：「它是花園裡生長的萵苣。」

注意事項

在過去，人們把樟腦放在聞香瓶中，為了在感覺快要昏厥的時候，能夠隨手迅速地拿來嗅聞。用其它種方式保存的樟腦藥方也都有十分濃烈的味道，能夠使人精力充沛。萵苣複方粉是療效迅速的藥方，光是聖賀德佳的話：「它使你變得強壯，好像太陽照亮了陰暗的日子」，此描述十分的傳神與貼切。

聖賀德佳寫道

沒有人可以單味食用它，因為，它的冷性會阻礙在人體上的火元素。（PH, 第 52 頁）

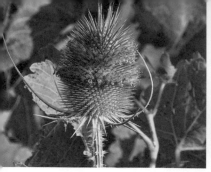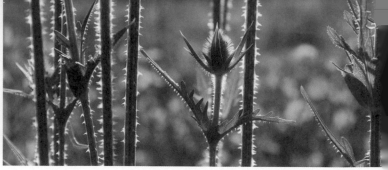

起絨草 | Karde（Dipsacus fullonum）

起絨草以紡織娘起絨草著名於世。

起絨草藥膏（ungt. dipsaci）

應用領域：

- 皮疹
- 濕疹

用法：用軟膏塗抹在皮膚患處，起初只在小範圍內擦拭，之後，再塗擦較大的區域（請參見第 3.2.2 章 服用與劑量）。

用量：每天薄塗 1～3 次。

持續時間：2～8 週。

臨床經驗：在自然療法中，可以找到關於起絨草在治療由蜱蟲叮咬所引起的慢性萊姆病的有效性的報導。起絨草藥膏是否可以有效地輔助治療萊姆病，我們不敢說，但是絕對值得嘗試。

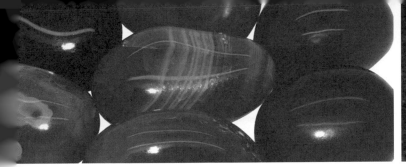
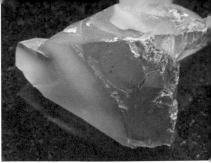

光玉髓 | **Karneol**（**Carneolus**）

有關「使用療癒石」的相關信息，請參見第 36 頁。

光玉髓是一種紅色的礦石。

應用領域：

- 流鼻血

 用法：將光玉髓放置到 ⅛～¼ 杯預熱的葡萄酒中 10 分鐘，然後小口喝此酒。

 用量：每天 1 次，持續 5～10 天。

 臨床經驗：讓孩子使用時，用水取代葡萄酒，也被證明是有效的。

　　光玉髓在急性流鼻血以及慢性流鼻血的症狀上都顯示有效。所以連續使用了光玉髓幾個月後，不規則且間斷出現的流鼻血被治癒了，患者鬆了一口氣地向我們報告。

聖賀德佳寫道

如果有人流鼻血，將光玉髓放入到溫熱的葡萄酒中，給患者飲用，鼻血便會止住，因為此石頭的良好與純淨的溫暖，結合了加熱葡萄酒的溫暖，使得鼻內不適當地血液氾濫停止了。（PH，第 284 頁）

注意事項

如果有流鼻血的症狀，應該要看醫生釐清病況，看是否有鼻子病變或有血液凝結的疾病？排除掉這些狀況才可以使用。這配方特別適用於經常性不斷出現的或持續一段時間的不適症狀。

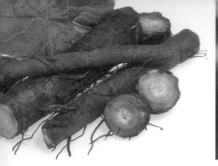
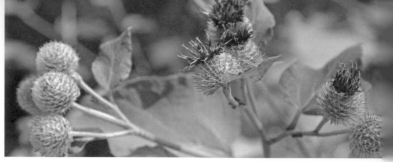

牛蒡 │ Klette（Lappa）

牛蒡很少被使用，但它可能非常有價值。

牛蒡葉葡萄酒

應用領域：

- 腎結石
- 結石病痛

製備：將10片牛蒡葉放入到½公升的葡萄酒中，熬煮
5分鐘，然後過濾。晚餐前後，趁溫喝此溫牛蒡葉葡萄
酒，可以促進結石自然地排除。

劑量：每天3～4次，在進餐之前與之後，每次½～1湯
匙，趁溫喝。

持續時間：1～2週。

臨床經驗：很高興見到患者在服用了所開立的牛蒡葉
葡萄酒後，迅速地將石頭排去，無需進行泌尿外科手
術。作為下一步預防性處理方式是，給予患者白蘚（PH，第69
頁）、山柳菊（PH，第101頁）和高良薑（PH，第92頁）。

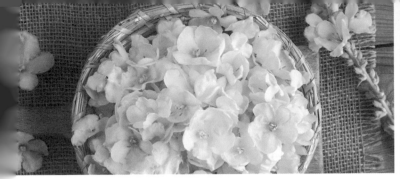
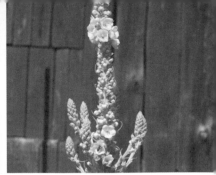

毛蕊花 ｜ Königskerze（Verbascum thapsiforme）

毛蕊花也被稱為羊毛花，有兩種藥用形式：

- 毛蕊花花朵
- 毛蕊花茴香葡萄酒

毛蕊花花朵（Flores verbasci）

應用領域：

- 心臟衰弱（伴隨著悲傷）

 製備：用肉或魚烹煮毛蕊花。通常在起鍋前，再加入花朵。

 劑量：每週 ½ 次，每次 ½～1 湯匙。

 持續時間：4～6 週。

**聖賀德佳
寫道**

心臟衰弱並且感到心傷的人，可用毛蕊花不加其他藥草，放入肉、魚或小蛋糕中一起烹煮並經常食用，會使他的心臟強健且舒快。（PH, 第115頁）

聖賀德佳寫道

嗓音或喉嚨沙啞或是胸部疾患的人，同樣可以取大量毛蕊花及茴香以優質的葡萄酒烹煮，以布巾過濾並經常飲用，嗓音就可恢復，如此也可以治療胸部，因為這些小藥草有良好溫性，與溫熱的葡萄酒一起作用，驅除了侵害嗓子及胸部的寒氣。（PH, 第 115 頁）

毛蕊花茴香葡萄酒

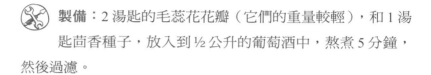
（Dec.verbasci c. foeniculi）

應用領域：

- 聲音沙啞（歌手們可使用）

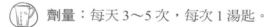

製備：2 湯匙的毛蕊花花瓣（它們的重量較輕），和 1 湯匙茴香種子，放入到 ½ 公升的葡萄酒中，熬煮 5 分鐘，然後過濾。

劑量：每天 3～5 次，每次 1 湯匙。

持續時間：5～10 天。

臨床經驗：我的早期毛蕊花茴香酒的經驗之一是一位女學生，她在合唱團中擔任獨唱的角色，由於嚴重的聲音沙啞，似乎不太可能唱好她的部分，只剩下 3～4 天就得登場演出，在這幾天中，此葡萄酒發揮了良好的功效，讓她的聲音完全恢復到可以上場演唱。

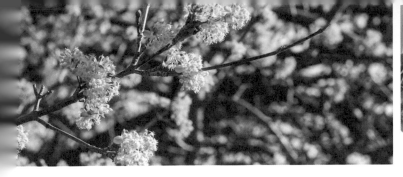
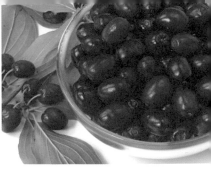

山茱萸 | **Kornelkirsche**（Cornus）

冬天，當山茱萸的燦爛黃色花朵綻放時，特別令人感到開心！它的花朵開在剛開始變得溫暖的頭幾天。早在秋天，山茱萸的花芽就被包覆在有保護功能、如皮革般的外殼裡。只有金縷梅處在植物生長階段（Vegetationsphase）會比它稍早一點開花，金縷梅的花類似於山茱萸，但會長出棕色的部分。

應用領域：

- 胃部不適
- 健胃
- 支持健康

用法：山茱萸屬於可口美味的藥劑，即使沒有任何病痛也可食用，味道很好。它可以用於敏感的胃部。（請參見第 8.3.1 章「營養表」）。

劑量：每天 1～3 次，每次 2 茶匙，塗抹在麵包上面，或單純吃它。

聖賀德佳寫道

山茱萸性溫多於性冷，溫性柔和，體內含有的濕性也有甜性。如果食用此樹的果實，對人不會造成傷害，而且會帶給健康的人，亦或是病人淨化和強化的功效，可以強化健康和生病的胃部，幫助人獲得健康。（PH，第 231 頁）

注意事項

山茱萸的果實即使是成熟的果實，也相對是酸的，並且很難從大顆的果核分離出來。即便如此，採收的時候，手腳仍然要快。有位鄰居一大清早醒來，驚訝地發現到，這株山茱萸樹上的果實備受烏鶇的青睞，樹上果實已經一顆不剩，已無法滿足自身的需要了。

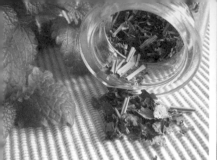
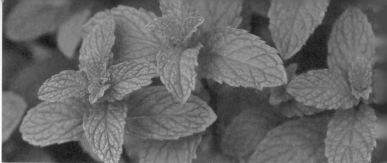

皺葉薄荷 │ **Krauseminze**（Mentha crispae）

葡萄酒中的皺葉薄荷是第二大最常見治療風濕和關節不適的內服處方。

皺葉薄荷葡萄酒（Dec. menthae crispae）

應用領域：

- 風濕病
- 痛風
- 尿酸增加
- 關節腫脹伴隨結節性增厚，例如：
    - 手指關節增厚
    - 肌腱增厚

 製備：將 20 毫升的薄荷汁與 ¼ 公升的葡萄酒混合。

劑量：每天早上、傍晚和入睡前，各服用 1～2 湯匙的皺葉薄荷葡萄酒。至於是飯前或飯後服用，並沒有給予規定。

持續時間：4～8 週。
休息 1～2 週後，可以再重複 4～8 週。

聖賀德佳寫道

若有人受痛風之苦，將此薄荷搗碎，然後用布過濾汁液，並且將葡萄酒加入到薄荷汁中，早上、晚上與夜晚喝它，如此痛風便會退去。（PH, 第82 頁）

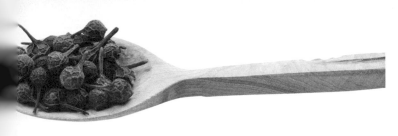
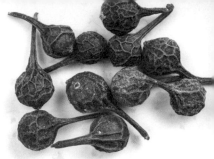

蓽澄茄（尾胡椒）│ **Kubebenpfeffer**（Cubeba）

聖賀德佳描述這棵植物的文字乍看之下似乎很奇怪，但是蓽澄茄的果實—全顆粒或磨成粉狀—都能夠在躁動不安的孩子身上，以及在各個年齡層的人們身上發揮作用，當他們出現過度情緒爆發的時候，蓽澄茄證實了絕佳的療效。

聖賀德佳寫道

蓽澄茄性溫，內在溫性特質組合正確，性乾。若服用畢橙茄，身體內無法駕馭的火會獲得節制。（R1-072）蓽澄茄也會讓人精神愉悅、頭腦清晰，還能增強認知能力。（PH, 第42頁）

蓽澄茄粉末（Fruct. aut Plv. fruct. cubebae）

應用領域：

- 過動兒（ADHD）
- 煩躁的菲利普
- 情緒爆發

 製備：蓽澄茄（又名尾胡椒）粉末味道很濃。所以要謹慎而且低劑量的使用。最簡單的方法是使用磨胡椒機將蓽澄茄的顆粒磨碎。在廚房裡，它可以當作胡椒粉的替代品。

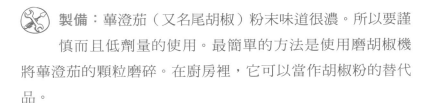 **劑量**：1～2 次，使用 1 顆蓽澄茄顆粒或是 1 撮蓽澄茄胡椒粉，吃飯時咀嚼它或配食物吃。

 持續時間：1～6 週，有必要時，休息 1～2 週，再重複。

注意事項

通常母親們最知道孩子的口味，因此必須要先「嚐試」蓽澄茄做出來的料理是否可以被孩子們接受？否則僅能取用少量。

 臨床經驗： 在小兒科，這種現象以「煩躁的菲利普」著稱。對這些小孩來說，牆上的每隻蒼蠅都比老師說的話更有趣。要這類兒童在學校裡安靜下來專心工作，特別的困難。這時候，這個方子可能會有所幫助。另外，如果有兒童或成人很難控制自己的情緒時，也可以考慮食用蓽澄茄。

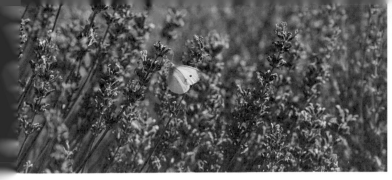
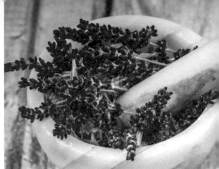

真薰衣草

（狹葉薰衣草，英國薰衣草）

Lavendel（Lavendula off.）

應用領域：

- 思想（侵入性）
- 頭腦像是在演電影
- 旋轉木馬般的思緒

 用法：多嗅聞幾次薰衣草香包，可以重複很多次。

 劑量：每天 2～5 次，每次 2～5 分鐘。

 持續時間：1～5 天，如有必要，請重複使用。

 臨床經驗：有次很巧合的經驗讓我注意到薰衣草的有效性，有一位 10 歲上小學的女生，被母親帶到診所來。女孩很傷心地抱怨說，她有一堆自己不想要的想法一直纏繞在腦海裡。她話剛說到一半，就得短暫離開去上廁所，當她回來時，臉上的表情改變，完全放鬆了。我問她，是什麼讓她的情況突然改變，這時候，我突然意識到，是廁所裡的薰衣草香皂起了作用。再度翻閱聖賀德佳的文本時，我茅塞頓開：「它還能制伏許多邪惡的東西，因此，惡魔也被嚇退。」從那時起，我很高興為類似的困擾提供此一配方，在他們有需要時，多次嗅聞薰衣草香包。當然，回饋的意見全都是正面的。

聖賀德佳寫道

真薰衣草性熱且乾，它擁有適中的汁液，儘管不適合人食用，但是它擁有濃郁的香氣，它的香氣會使眼睛明亮。因為它擁有特定的最濃郁花香的療效，也擁有最苦性的氣味的好處，因此它遏制許多邪惡的事物，嚇退惡靈。（PH, 第 48 頁）

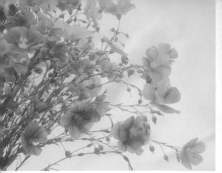
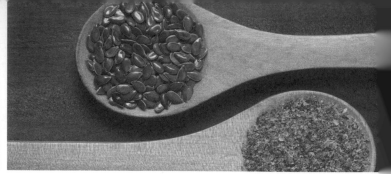

亞麻籽 | Leinsamen（Linum semen）

「亞麻籽性溫，不適合人類食用。」（PH, 第 133 頁）聖賀德佳對亞麻籽所做的評論，正好與一般建議食用亞麻籽來舒緩便祕的建議恰恰相反。聖師反而建議使用洋車前籽來處理便祕。（PH, 第 89 頁）。

但是，聖賀德佳認為，使用亞麻籽來做外敷有益於皮膚與肝臟。

應用領域：

- 發生 1 級和 2 級灼傷時（如果允許使用在外部）
- 帶狀皰疹
- 使皮膚變紅的過敏
- 肝臟代謝虛弱

 有關應用程序，請參見第七章 包紮、外敷包和敷墊。

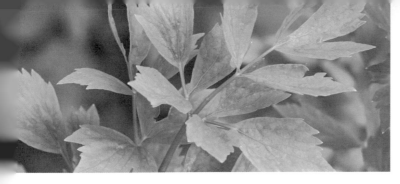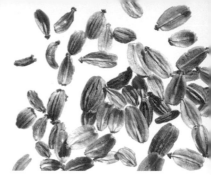

圓葉當歸 │ Liebstöckel（Levisticum off.）

　　根據聖賀德佳的說法，圓葉當歸（也稱為Maggikraut）最好「與其他香料一起烹煮和食用，如此不會對食用者有太大傷害。」（PH, 第 127 頁）（請參見第 8.3.1 章「營養表」）

　　它證明了療癒質量在於：
- 圓葉當歸－金錢薄荷－藥敷
- 圓葉當歸－鼠尾草－茴香－葡萄酒

圓葉當歸－金錢薄荷－藥敷
（Herba levistici ／ Herba glechomae）

應用領域：
- 甲狀腺功能異常
- 甲狀腺腫大（甲狀腺腫 Struma）

 有關應用程序，請參見第七章 包紮、外敷包和敷墊。

聖賀德佳寫道

又若是有人從胸部咳嗽，導致他開始感到不適時，可以取圓葉當歸與等量的鼠尾草以及如前二者數量兩倍的茴香，然後放入優質的葡萄酒中長時間浸泡，直到葡萄酒從「藥草」中吸收了氣味為止。接下來丟掉這些小藥草，將此酒加熱並在餐後趁熱喝下它，直到患者被治癒為止。因為「鼠尾草」混和了「圓葉當歸」適中的溫性以及「茴香」的溫性，消解了因生病體液在自體累積而產生的沉積物，就像是有人從自己捆住的束縛中解脫了。而當咳嗽情況適中時，患者可以將前面所述的飲品不加熱就飲用，因為他的病情較輕。但如果病情變嚴重了，他就必須將這樣的葡萄酒加熱喝下，如此病患可以獲得溫和的緩解。（PH, 第127頁）

圓葉當歸－鼠尾草－茴香－葡萄酒
（Extract. levistici-salviae-foeniculi）

應用領域：

- 長期咳嗽／支氣管炎

 製備：10 公克圓葉當歸（Herba levestici）

　　　　10 公克鼠尾草（Salvia off.）

　　　20 公克茴香（Fuct. Foeniculi）

在 ¼ 公升的葡萄酒中放入 1 湯匙混合物，直到葡萄酒吸收了藥草的味道（約 1.5～4 小時後）。

 劑量：輕微不適：1 天喝 3～4 次，飯後喝 1 湯匙，喝冷的。

嚴重症狀：1 天喝 3～4 次，趁熱在飯後喝 1 湯匙。

 持續時間：1～3 週。

臨床經驗：圓葉當歸鼠尾草茴香葡萄酒特別應用在先前服用過止咳藥方，但都未能顯示出足夠的療效後使用之。

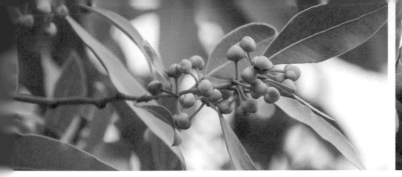
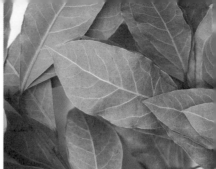

月桂樹 ｜ Lorbeer（Laurus）

聖賀德佳描述了月桂樹的各種不同的可能用途，最重要的用途如下：

月桂根／月桂葉藥膏
（Ungt.Rhiz.et foliae lauri）

應用領域：

- 關節不適
- 背痛
- 風濕病
- 頭痛

 用法：在使用洋艾藥膏的效果不理想時，可以再使用月桂藥膏。

 劑量：每天 2～4 次，輕輕地塗抹於身體的疼痛部位。

 持續時間：1～3 週，必要時也可持續 1～2 個月。

聖賀德佳寫道

將此樹的樹根、樹皮和樹葉放在水中煮，取其渣與公山羊的油脂做成一帖膏藥。當你的頭、胸、脅（Lenden 身體側邊）、背部或腰部疼痛，把藥塗在疼痛處，這樣你的情況就會好轉。因為來自這棵樹汁液的溫性，跟加熱後的水的甜性，與公山羊油脂的溫性結合，會壓制帶給人疼痛的不當溫性及冷性體液。（PH，第 206 頁）

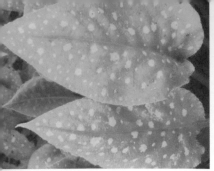
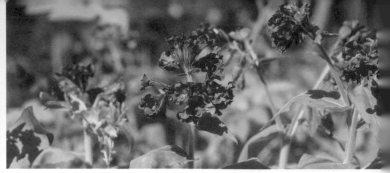

肺草 │ Lungenkraut（Pulmonaria off.）

肺草的葉片十分有特色，葉片上呈現明亮的小點，讓人很容易即可辨識出。它的花是粉紫色到藍色的，花期在冬季結束時。肺草的拉丁文名稱是 *Pulmonaria*，德文名稱則是 Lungenkraut，由此可以推斷出此植物的作用面向，肺部專科醫師被稱為 Pulmonologen，就是以此得名。我們使用它的葉片入藥。

聖賀德佳為肺部各種不同的疾病圖像提供了兩種不同的配方：

1. 肺草（葉）茶
2. 肺草（葉）葡萄酒

肺草（葉）茶

應用領域：

- 有流鼻涕現象的咳嗽／支氣管炎
- 咳嗽／支氣管炎（伴隨鼻竇受刺激／鼻竇發炎）
- 咳嗽／支氣管炎（有疼痛的現象）
- 由心臟引起的咳嗽（由於心臟虛弱而咳嗽）

 製備：可以使用剛採收的新鮮葉片，或是自己儲

存的由藥房或專業零售商購得的乾燥葉片。

　　將 1 湯匙乾燥的肺草葉片或是 3 片新鮮的肺草葉片，放入 ½ 公升的水中煮沸 5〜7 分鐘，然後用布過濾。

 劑量：飯前，每日喝 3〜5 次，每次喝 ½ 杯。

 持續時間：急性支氣管炎要喝 1〜2 週。
　　心臟引發的咳嗽要喝 4〜8 週。

注意事項

所謂的心臟引發的咳嗽是指，因心臟虛弱（心臟衰竭）引發的咳嗽，尤其是在心臟右心室在作肺部小循環時。

肺草（葉）葡萄酒（Dec, oyknibaruae）

應用領域：

- 阻塞性支氣管炎
- 咳嗽／支氣管炎伴隨呼吸困難／呼吸急促
- 支氣管引發哮喘
- 慢性阻塞性肺病（COPD）

 製備：如同肺草煮水一樣的作法，只是換成葡萄酒來煮。

 用法：每天飯前 3〜5 次，每次 1〜2 湯匙。

 持續時間：2〜5 週。休息 1〜2 週後，可以再次重複 2〜5 週療程。

聖賀德佳寫道

此外，若有人肺臟腫脹導致咳嗽，很難吸到空氣，可以將肺草放到葡萄酒中熬煮，經常空腹服用，就會康復。因為發炎燥熱引起的肺部腫脹，可以透過肺草的寒性獲得限縮，並透過加熱的葡萄酒緩和，因此肺部可以恢復健康。（PH，第 45 頁）

臨床經驗：透過肺草達到完全治癒哮喘病症的案例，我本人還沒看到過。但是，在呼吸窘迫和具有更大行動自由度這方面，有十分明顯的改善，這減輕了病人的負擔。

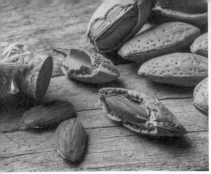
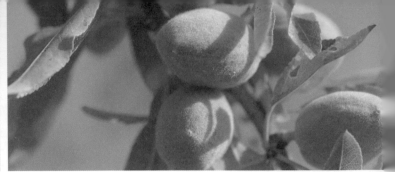

扁桃仁樹 ｜ **Mandelbaum**（Amygdalus）

據聖賀德佳的說法，扁桃仁對許多器官都有益處。

扁桃仁果

應用領域：

- 記憶力差
- 肺部虛弱
- 支氣管炎的傾向
- 肺部疾病（有此傾向）
- 肝臟代謝弱
- 減少腐敗物

 製備：扁桃仁很美味，也可以用來做成扁桃仁粥或烤扁桃仁。

 劑量：每天 5～7 個扁桃仁果仁。

 持續時間：4～6 週。休息後，可以重複。

（譯按，扁桃果仁常誤稱為杏仁）

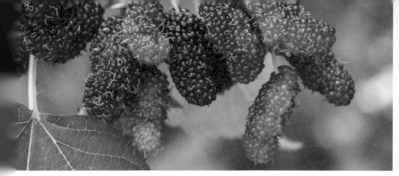
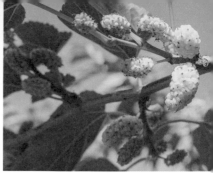

桑樹 │ **Maulbeerbaum**（**Morus alba, Morus nigra**）

　　桑樹提供給蠶寶寶作為食物，好讓它們能夠生產紡織品的蠶絲。桑樹除了提供人類美味可口又有益健康的果實之外，（請參見第 8.3.1 章「營養表」），它還能製作成兩種藥物：

　　1. 桑葉洋艾酒（Dec.mori）
　　2. 桑葉浴

聖賀德佳寫道

若因飲食中毒，應取此葉，搗碎，榨出汁液，加入比此更少量的洋艾汁液（Wermutsaft），兩倍量的純淨優質葡萄酒，攪拌在一起，然後煮沸。冷卻後，在餐後少量但多次地飲用，這樣毒物就會透過嘔吐排出，或是跟隨糞便排出。（PH，第 200 頁）

桑葉洋艾酒（**Dec.mori**）

應用領域：

- 吃了不良食物導致「中毒」
- 食物中的汙染物導致「中毒」
- 支氣管哮喘

 製備：桑葉汁 50 毫升

　　洋艾汁 40 毫升

放入到 400 毫升的葡萄酒中煮沸，然後讓它冷卻。

飯後少量服用。

 劑量：每天 3～5 次，每次飯後 ½～1 湯匙。

持續時間：一瓶 500 毫升，可能不需要喝完整瓶。

 臨床經驗：「中毒」一詞在自然醫學中的分類，不同於西方學院派的主流醫學科學分類（請參見第 3.3.1 章 排毒／解毒）。從波蘭醫生們和一位肺科專科醫師那裡，我們獲得以下的建議，他們喜歡使用桑葉洋艾酒來治療支氣管哮喘，個案們有很正面的回饋。哮喘的病症可能是過敏反應的結果，或由於各種化學物質引起的毒性負荷所造成，或兩者兼具。透過這個方子的「排毒」功能，解釋了這樣的成功經驗。即使是有機體受到壓力，例如：食物受到環境的毒素汙染或其他有害物質的汙染，使用此藥方也絕對是明智的選擇。

桑葉浴

應用領域：

- 瘡（Skabies）

 製備：1. 將 1～2 把桑葉，放在 1～2 公升的水中煮沸，約滾 5～8 分鐘。

      2. 將桑葉水添加到沐浴水中。

 劑量：每隔 1～2 天，泡澡 5～10 分鐘。

 持續時間：1～2 週。

聖賀德佳寫道

若有人身上有瘡，應取此葉放入水中煮，然後以此水沐浴，或是洗蒸氣浴時，大力以此水清洗，常常這樣做，皮膚就會回復。樹葉的冷性和熱水的甜性會削弱由瘡而生的溫性體液。（PH, 第 200 頁）

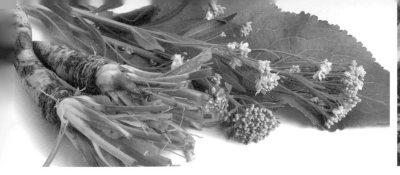
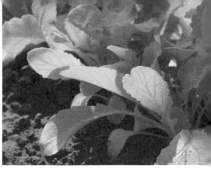

辣根 │ **Meerrettich**（**Raphanus sativus**）

　　根據聖賀德佳的說法，辣根在春天時，當所有的植物都呈現嫩綠時……它對健康與強壯的人有益處，因為它的好汁液中綠色生命力會強化他們……瘦弱的人「也可以在其他的時間」吃辣根……以強化他們，「但是」要適量服用。（PH，第112頁）

　　辣根不僅是食物，也是可以作為藥材的植物。

辣根高良薑根粉

（**Plv. raphain sat ╱ Plv. galangae off.**）

應用領域：

- 心臟不適
- 心臟無力（右心室）
- 對慢性肺部疾病給予心臟的支持（慢性支氣管炎、肺氣腫、COPD、支氣管哮喘）

 製備：辣根最重要的應用形式是：在病人處於慢性肺部疾病時，辣根與高良薑根粉，以 1：1 比例混合，可以支持心臟。為此，需要較長時間服用以下複方，並常與歐芹心露交替飲用。

聖賀德佳寫道

當辣根嫩綠的時候，可將其置於太陽下乾燥並同時加入高良薑根粉。有心臟病的人，可在餐後或空腹時，將這些粉末配上麵包吃……。此外，還有受肺疾所苦的人，可以將這些粉末加入到溫葡萄酒或溫水中，在空腹與餐後飲用，即可得到治癒，因為前述的植物療效在此複方中可暖化並治癒肺臟。（PH，第112頁）

50 公克辣根粉（Plv. raphani sat.）

50 公克高良薑根粉（Plv.galangae off.）

劑量：每天 2～3 次，飯前和飯後各 1 小撮。

持續時間：4～8 週。休息 1～2 週後，可以再重複一療程。

臨床經驗：對於慢性肺部疾病，心臟的右心室在從事肺小循環時，因著肺部阻抗的增加，長時間容易造成心臟的衰竭。為了預防可能的心力衰竭（功能不足），對心臟進行輔助性的治療是有意義的。服用後，患者表示可以更容易更順暢的呼吸了（PH, 第 132 頁）

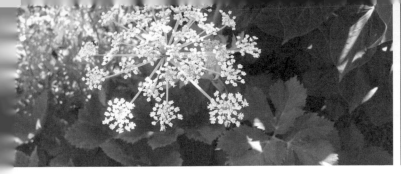
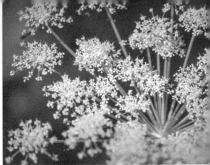

歐前胡 | Meisterwurz（Imperatoria ostruthium）

　　歐前胡主要生長在海拔 600～700 公尺的阿爾卑斯山區。不過，它們也可以在平地上種植。它的藥效十分良好，是最常用的聖賀德佳香藥草之一。在臨床上，它已被證明是一種「植物性的抗生素」，可以對抗致病的細菌，同時也用來作為「病毒抑製劑」，對於病毒性的感染十分有效。

　　在聖賀德佳的文本中，她稱此植物為 Strenze，而巴黎拉丁文手抄本醫藥書的翻譯者 M. L. Portmann 將此植物命名為歐前胡（Meisterwurz）。

　　波鴻大學的教授 Irmgard Müller 博士在她的書中介紹了歐前胡（Meisterwurz），並寫道：「這個植物的名字應該基於崇高的敬意，它在古老以及民俗的自然療法上享有此一盛名——「大師的根」。」（Müller 1993, 第 39 頁）。

　　聖賀德佳使用的術語「發燒」這個詞，在現在可以很有意義地加以延伸。雖然早期有許多感染性的疾病會出現發燒現象，但是我們現在經常在臨床工作中看到病人實際上應該要發燒，卻沒出現發燒現象。

　　即使患有嚴重肺炎的病人，其中有些患者也不再發燒了，儘管「燃燒」是有益處的，是燒掉病原體的必要過程。當然，這被視為免疫系統較弱的跡象，而這個大多數（尚未）也在實驗室中得到了證實。這種病症可以使用香草藥加以處理，歐前胡因此適用於所有發炎和感染，即使是沒有出現發燒症狀也同樣適用。

聖賀德佳寫道

Strenze
（masterwort）
若有人發燒，無論何種高燒，應取歐前胡，小心搗碎或碾碎。……倒入優良葡萄酒，淋在歐前胡上……晚上時，連同這葡萄酒靜置一夜。早上時，再次填上葡萄酒，空腹飲用，應重複作三到五天，此人將得治癒。因歐前胡之溫熱，與葡萄酒之溫熱結合，給人飲用後，可以祛除高燒熱，尤其當此杯藥飲保存過夜後，此香藥草透過此酒增進了更佳的療效。（PH，第 143 頁）

歐前胡葡萄酒

應用領域：

- 發燒
- 感染
- 化膿
- 發炎，例如：
    - 咽喉痛
    - 上呼吸道感染
- 流鼻涕／鼻竇刺激／炎症（粘液形成，尤其是黃色或綠色粘液 和／或 頭部壓力）

鼻竇炎	額竇炎
支氣管炎	流感樣感染／流感
肺炎（伴隨）	膀胱炎
尿路感染	牙齒潰爛
牙根發炎	牙齦發炎
蜱叮咬	

 製備：1. 每天晚上將 1 茶匙歐前胡加入到 1 杯盛滿新葡萄酒的玻璃杯裡（根據喜愛可以使用紅葡萄酒或白葡萄酒），靜置一夜。

2. 早上，再加點葡萄酒，讓它足夠一天的份量。

 劑量：

1～3 歲	每天 4～5 次	每次 1～2 滴歐前胡酒 或 2～4 滴歐前胡水

4～7 歲	每天 4～5 次	每次 4～7 滴歐前胡酒 或 8～14 滴歐前胡水
8～12 歲	每天 4～5 次	每次 ¼ 茶匙歐前胡酒 或 ½ 茶匙歐前胡水
從 13 歲起	每天 4～5 次	每次 ½ 茶匙歐前胡酒或 每天 1 茶匙歐前胡水
從 14 歲起	每天 4～5 次	每次 1 茶匙歐前胡酒
成人	每天 4～5 次	每次 1 茶匙至 1 湯匙歐前胡酒

注意事項

如果使用歐前胡在小孩子身上，要使用比較少的劑量，½ 茶匙歐前胡根塊，配上相對較少的液體。

 持續時間：準備 5 個白天或說 5 個晚上的歐前胡酒。除非療程很快速，才可以將時間縮短到 3 大。

在慢性炎症疾病的情況下，例如：急性復發的膀胱感染或尿路感染，服用 1～3 天後，可休息，再重新 3 天 1 次的歐前胡療程，這是有意義的。

急性疾病出現在早上的用法：如果急性的感染性疾病出現在早晨到上午前的時間，應該要開始療程，不要等到隔天早上，這是根據聖賀德佳的文本的。在臨床工作上，這樣的情況馬上使用歐前胡，證實了療效，我們先將歐前胡放入到酒或水中，靜置 1.5～2 小時之後，每隔 1～2 小時服用 1 次少量的液體（不含根塊）。這一天每隔 1.5～2 小時喝 1 次，算作是第 1 天。晚上，將新的歐前胡根部放入到酒中，這是準備第 2 天的藥量。

 臨床經驗：許多崇尚自然療法的病人對服用抗生素一向很猶疑不決。相較於抗生素，在感染或發燒現象出現時，可以趁早服用歐前胡。

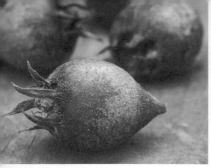
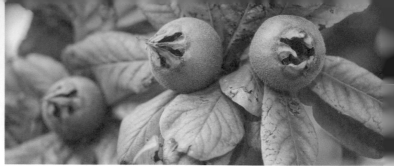

歐楂 | **Mispel**（**Mespilus germ.**）

歐楂是一種鮮為人知的樹，根據聖賀德佳的說法，它的果實很有療效。（請參見第 8.3.1 章「營養表」）。

應用領域：

- 支持健康
- 淨化血液

 製備：歐楂的果實必須保留在樹上直到結霜，之後再加以處理。它們看起來雖然是深棕色有點糊狀，但是霜降的寒冷讓它們獲得一種真正的美好滋味。最好是能將它們加工做成果醬或讓果實冷凍起來，在有需要時解凍後再食用。

 劑量：每天吃 1～3 茶匙歐楂果醬，或 1～2 個解凍歐楂果實。

 持續時間：3～8 週或按照你的喜好。

注意事項

歐楂（Mispeln）不可與檞寄生（Misteln）相混淆，檞寄生以球狀的樹枝作為寄生植物，生長在不同的樹木上面，在聖誕市集上有人會提供它們作為商品。

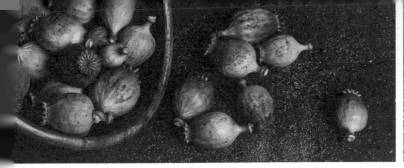
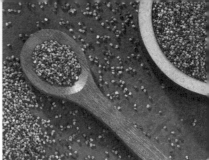

罌粟 | **Mohn**（Papaver somniferum）

　　做罌粟蛋糕時，會採用可食用的罌粟種子，這使得罌粟聲名大噪。除此之外，罌粟還擁有治療的特質。

應用領域：

- 失眠
- 搔癢
- 過敏性疾病
- 食物不耐受性

 製備：罌粟種子可以生吃。最理想的狀況是，將種子事先泡在水中 10～15 分鐘，讓它們膨脹。

劑量：每天 1～3 次，每次 1 茶匙。失眠者在睡前 20～30 分鐘，食用 1 茶匙。

持續時間：3～14 天。

臨床經驗：罌粟種子可非常有效地防止搔癢。為此，探究搔癢的可能原因就很重要了。代謝功能過弱通常是搔癢的主要原因（請參見第 3.3 章 新陳代謝）。但是，過敏與難以耐受的環境（有害）物質也可能造成搔癢，例如：食品中、

注意事項

罌粟籽促進健康
的睡眠節奏。所
以可以白天服用
1～2次，特別是
睡眠障礙與搔癢
同時出現時，讓
人不會不經意的
被搔癢驚醒。在
自然療法中，這
種現象被稱為自
我調節，不過它
只支持完全的進
入睡眠狀態和整
夜的睡眠，不會
引起非自然性的
疲勞。

化妝品中與洗滌劑中的有害物質，還有客廳中的空氣，例如：新家具散發的難聞氣味或是地板面層。卡林格醫師（Dr. med. Karlinger）一再地證實了罌粟在此的療效，並且經常獲得許多積極正面的反饋。根據她的經驗，也可以將罌粟種子放在蘋果醬中食用。

注意：罌粟及其種子在臺灣是不合法的，一律禁止。

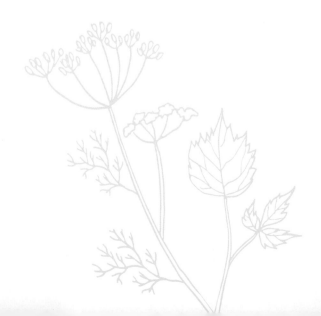

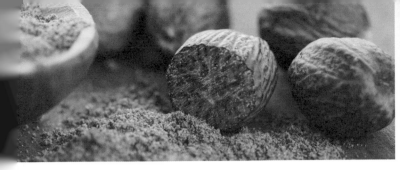
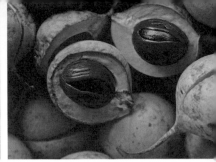

肉荳蔻 | **Muskatnuss**（Nux moschata）

　　肉荳蔻是一種廚房香料，具有療癒的特性，也能激發人的品質（請參見第 8.3.1 章「營養表」）。

　　有兩種使用肉荳蔻的方法：

- 肉荳蔻粉
- 肉荳蔻、肉桂和丁香精力餅乾

肉荳蔻粉

應用領域：

- 「打開心門」和對他人產生同理心
- 悲傷
- 情緒低落
- 情緒振奮
- 喚醒生命的喜悅
- 提升注意力
- 促進專注力
- 支持感官和神經系統

 製備：將肉荳蔻放在細刨絲器上磨成粉末，或購買粉末形式的肉荳蔻。

聖賀德佳寫道

肉荳蔻具有巨大的溫暖，在能量上的組合十分優良，如果有人吃了肉豆蔻，心門會被打開，感官會被淨化，並帶給他好心情。（PH, 第 39 頁）

注意事項

如同以上所列出的好屬性般，肉荳蔻油中的欖香素被認為可以激活心靈。但是在高劑量過度使用時，會令人有麻醉感，通常正常的身體會出現的反應是：噁心和嘔吐，也可能出現心悸（Herzerregung）。在有兒童的家庭中要很小心地存放肉荳蔻粉和肉荳蔻核仁，將它們放在小孩子無法取得的地方。

注意事項

肉桂進口自兩個國家，斯里蘭卡（舊名錫蘭）和中國。據我們所知，若與此香料相關的香豆素受到汙染，會損害肝臟。因為不同的收成方式導致了這樣的汙染，只有中國的肉桂有這樣的問題。錫蘭肉桂則不包含任何或值得注意的汙染。

 劑量：每天 1 次，每次 1 小撮，午餐或晚餐時食用。

 持續時間：每天食用，1～2 週。
或每週 2～3 次，持續幾個星期。

肉荳蔻、肉桂和丁香精力餅乾

應用領域：

- 悲傷
- 情緒低落
- 內心苦澀
- 遲鈍
- 提振情緒
- 打開心門
- 支持感官和神經系統
- 支持新陳代謝
- 排毒
- 支持血液

 製備：2 湯匙肉荳蔻粉
2 湯匙肉桂粉
½ 茶匙丁香粉
250 公克全麥麵粉

1. 將少許水加入以上的麵粉和香料粉中，揉成小卷麵團。
2. 將此麵團切成小塊，並將烤箱的溫度調在 180～190°C，將小麵團放入烘烤，直至淺金棕色為止。

 劑量：1 天 1～3 次，每次吃 1 塊餅乾。

 持續時間：2～3 週，再重複療程。

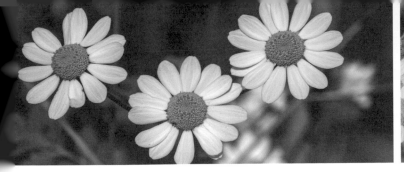
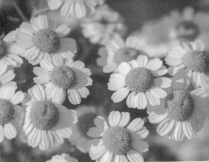

小白菊 │ **Mutterkraut**（**Chrysanthemum Parthenium**）

　　小白菊（Mutterkraut）的德文叫做「母親的香草」，這名字表明該植物對於婦科的不適症有效，也對腹部區域有效。它的應用方式是做成湯品。

小白菊湯

應用領域：

- 青春期的月經失調
- 未懷孕（月經卻遲遲不來）
- 月經週期太短，太長，太頻繁
- 經痛
- 月經之前或經期間有下列伴隨的不適症，例如：
    - 情緒起伏大，悲傷，煩躁
    - 更年期的不適症，熱潮紅
- 腹部不適
- 內臟不適（Eigeweide）
- 腸道不適

 製備：做小白菊湯時，要使用小白菊酊劑（Tct. Parthenii）。

1. 在一大杯水中滴入 4～7 滴的小白菊酊劑。

**聖賀德佳
寫道**

小白菊性暖且帶有甜汁，特別對內臟有疾患的人來說，有如清爽的藥膏一樣。內臟有疾患的人，當以小白菊加上水以及豬油或油脂一起烹煮，再加上麵包粉製成一碗湯後食用，它可以治療內臟。

當女性月經來時，可備好上述的湯品食用—它具有緩和作用，可溫和地淨化分泌物及體內腐敗物質，再柔和地將經血導出。
（PH, 第110頁）

2. 加入油脂，如：奶油。使用奶油通常味道會比普通油品更好。

3. 煮 3～5 分鐘。

4. 將 1 湯匙小麥粉用少許冷水攪拌後，加入前面的湯中。

5. 再煮沸。小白菊湯就可以上桌了。

劑量：每天 1 次，每次 1 碗湯，以後如有必要，在月經期間喝此湯。

持續時間：3～4 週，之後，有必要再喝。

臨床經驗：很少女人不喜歡這道湯的味道。那些採取了不同於聖賀德佳所描述的製作方法而將小白菊酊劑滴入少許水中的人，也有很成功的經驗報導。但是，小白菊湯不只是一種婦女良方，它對一再復發、無法釐清病因的男女腹部和腸道的不適症，也有幫助。

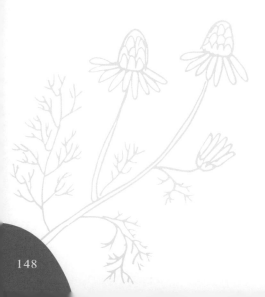

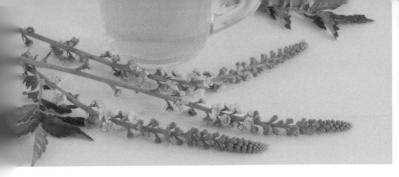
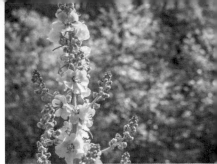

龍芽草 | **Odermennig**
（ **Agrimonia eupatoria** ）

　　聖賀德佳對這種長莖上有著小小黃色花朵的植物，有如此的描述「龍芽草很溫暖」。（PH, 第 107 頁）

應用領域：

- 流鼻涕／鼻竇刺激／鼻竇發炎附帶大量的粘液分泌，以及胃腸道功能障礙或胃寒的敏感性
- 咳嗽／支氣管炎附帶大量的粘液分泌，以及腸胃功能不足或胃寒的敏感性

 製備：將 1 茶匙龍芽草（Herba agrimoniae）放入到½杯（50 毫升）葡萄酒中，浸泡 10～30 分鐘後，加以過濾。

 劑量：每天 3～4 次，飯前與飯後各服用 1 茶匙。

 持續時間：1～4 週，根據已有的不適症狀持續的時間長度。

聖賀德佳寫道

因五臟六腑生病而排出與咳出粘液和大量痰液，並且感覺胃寒的人，應該將龍芽草浸泡在葡萄酒中，在飯前與飯後飲用它。它可以減少痰液的排出，清潔並溫暖胃部。（PH, 第 107 頁）

注意事項

「胃寒」一詞，應該被理解為胃部不適，是因為不完整／不良的飲食習慣或先天胃功能不佳引起的。明顯的標記是——對冷食物敏感以及消化不良。

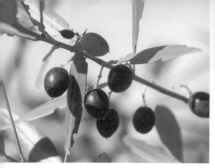
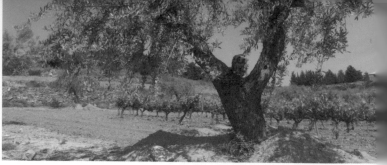

油橄欖 │ Ölbaum／Olivenbaum（Oliva）

油橄欖，也稱為橄欖樹。根據聖賀德佳的說法，它象徵同情。「這棵樹果實中的油不適合用來吃……」她繼續說：「但是它適合作為藥材。」（PH, 第 209 頁）。

面對經常被廣為宣傳的地中海飲食，這個說法最初會讓人感到意外，明斯特大學（Westfaelische Wilhelms-Universitaet in Muenster）的研究小組在 2008 年證明了油橄欖中的油，具有促成發炎的成分。如此，產生一個問題，相較於居住在比較涼爽地區較少曬太陽的人們，是否居住在地中海地區的居民可能擁有不一樣的新陳代謝？（請參見第 8.3.1 章「營養表」）。

已證明有療效的有效配方如下：

- 橄欖樹（樹葉－樹皮）藥膏（Ungt cortic.et foliae olivae）
- 橄欖油

橄欖樹（樹葉－樹皮）藥膏
（Ungt. cortic. et foliae olive）

應用領域：

- 背痛
- 腎臟不適
- 腎功能不良
- 痛風
- 痛風／風濕病引起的心臟不適
- 特別是當病人適用「同情」這個關鍵字時

用法：在疼痛部位或在腎臟部位擦上此藥膏。

 劑量：每天使用 1～2 次。

 持續時間：3～14 天。在腎臟部位要長達 3 週。

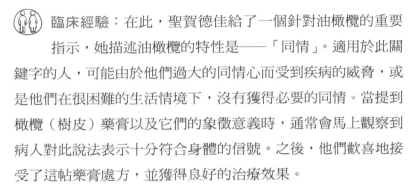 臨床經驗：在此，聖賀德佳給了一個針對油橄欖的重要
指示，她描述油橄欖的特性是——「同情」。適用於此關
鍵字的人，可能由於他們過大的同情心而受到疾病的威脅，或
是他們在很困難的生活情境下，沒有獲得必要的同情。當提到
橄欖（樹皮）藥膏以及它們的象徵意義時，通常會馬上觀察到
病人對此說法表示十分符合身體的信號。之後，他們歡喜地接
受了這帖藥膏處方，並獲得良好的治療效果。

橄欖油（Ol. olivae）

應用領域：

- 肌肉抽筋，例如：

    - 肌肉痙攣　　　　　　- 腿抽筋

 用量：在痙攣性肌肉區域塗抹，短時間內再重複使用。

 持續時間：通常使用 1～2 次就足夠了。但是如有必
要，可以重複幾次。

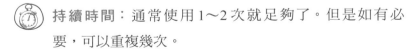 臨床經驗：許多患者使用的天然（冷壓）橄欖油，幾乎
在所有地方都可以買得到它。這橄欖油對各式各樣的肌
肉痙攣都有很好的幫助。病人報告，很快有效，而且是持久的
改善。

**聖賀德佳
寫道**

若有人身體某部
位受到痙攣而受
損傷，就取橄欖
油並使勁正對痛
處塗抹。（PH, 第
211 頁）

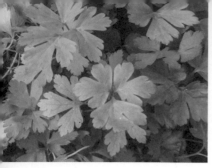
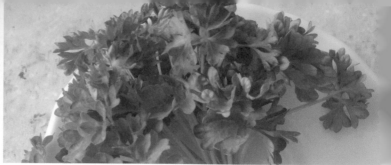

歐芹 | Petersilie（Petroselinum）

歐芹是有名的烹飪香藥草之一。根據聖賀德佳的說法，生吃較熟食更好。

歐芹蜂蜜葡萄心露（Dec. petroselini c.mel.）

應用領域：

- 心臟不適
- 心臟無力（心臟衰弱）（輕度）
- 心臟的動脈硬化（冠狀動脈硬化）
- 水腫（輕度）
- 側邊腰痛
- 腎功能虛弱
- 輔助心臟針對慢性肺部疾病（慢性）（慢性支氣管炎、肺氣腫、COPD和支氣管哮喘）

 製備：歐芹蜂蜜葡萄心露（簡稱歐芹心露）很容易自行製作，需要準備10～12歐芹莖帶葉（扁平或捲曲歐芹均可）

1公升葡萄酒（白葡萄酒或紅葡萄酒）

2湯匙葡萄酒醋（比蘋果醋更寶貴）

100公克蜂蜜

1. 洗淨整株歐芹香草，放入到葡萄酒中煮10分鐘。
2. 第一次煮沸後，用鍋蓋蓋住鍋子，用文火熬煮10分鐘。

3. 加入醋和蜂蜜，讓它們完全溶解後，用布過濾此煎劑，然後裝瓶。

最簡單的方法是將布與篩子都放在一個漏斗上。請注意：預先將瓶子與瓶蓋用熱水燙過，這樣可以使歐芹心露保持得更久一些。

劑量：每天 1～3 次，每次 ½～1 大湯匙，最好在清晨、接近中午約 11:00 以及下午 3:00 pm 至 5:00 pm 之間。

持續時間：2～4 週。如果需要，可以休息 1 週，然後重複療程。

臨床經驗：有很多人針對歐芹心露有很好的經驗。它是最常用的處方之一。除了給予心臟虛弱者所需的心臟支持之外，它對水腫有輕微利尿作用（腫脹），例如：腳踝或腿的水腫。利尿劑（脫水劑）除了排出水之外，還會將鈉或鉀等電解質一起排出，歐芹心露相較之下只有所謂排水效應，這表示，它將多餘的組織水份透過腎臟排出，將有價值的電解質保留在體內。

初期的心臟無力現象，可以使用歐芹心露：

- 夜間排尿的衝動（頻尿）
- 需要在上半身抬高的狀態下入睡（大枕頭）和／或
- 進行較小的運動感到空氣不足（從這層樓爬到上一樓層）

針對有肺部疾病，例如：慢性支氣管炎、肺氣腫、COPD 或支氣管哮喘時，透過喝歐芹心露可以改善心律，從而改善呼吸。將歐芹心露與辣根高良薑根粉交替服用，各服用幾週的時間，是很明智的作法，期間可以休息 1～3 週。

注意事項

大家對於劑量有著不同的想法。臨床經驗顯示，太晚服用或睡覺之前服用歐芹心露，可能會刺激心臟，帶來的後果是：無法入睡，或對腎臟與膀胱造成影響，導致夜間頻尿。

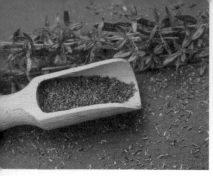
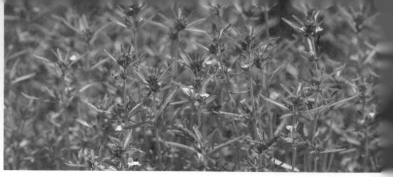

風輪草 | **Pefferkraut 又名 Bohnenkraut**
（Satureja hortensis L.）

「風輪草性溫且濕，這個潮濕性是混雜的（gemischt），食用它對健康的人與病人都好，而且有益處。」（PH, 第50頁）Pfefferkraut比較有名的名稱是Bohnenkraut，它屬於那類既是廚房常用的香料、同時又是藥材的植物之一。

應用領域：

- 悲傷
- 情緒低落
- 眼睛渾濁
- 水晶體混濁（白內障）

 製備：通常與食物一起烹煮，也可以伴沙拉生吃。

 劑量：1撮～½茶匙，添加到菜餚中，每隔2～5天食用1次。

 持續時間：隨自己的心意，幾個星期都可以。

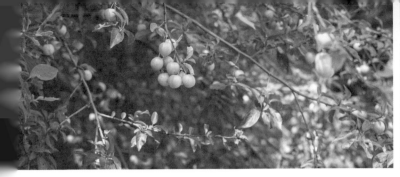
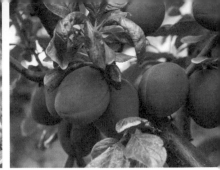

李子樹 | **Pflaumenbaum**（Prunus domestica）

　　從李子樹可以做出對頭皮和頭髮有益的藥方，聖賀德佳說，李子果實不適合人食用。（參見第 8.3.1 章「營養表」）。

李子（木）灰鹼液

應用領域：

- 頭皮濕疹
- 頭皮屑
- 脫髮（包括化療期間和化療後）

 製備：1. 將李子樹的樹皮和葉子切成小塊並且曬乾，不加火種、紙或其他木材助燃，將它們燒成灰燼。

　　2. 取 ½ 湯匙的灰燼放入到 ½ 公升水中靜置一天，期間搖晃數次。之後，將液體（鹼液）小心地倒出，讓大部分的灰燼留在原處，使用此灰鹼液體。

 劑量：用雙掌撈 1～2 手掌李子灰鹼液，用來洗頭。每週用李子灰鹼液洗頭髮 2～4 次，並讓此灰鹼液短暫地停留在頭部，之後再用清水沖洗乾淨。

 持續時間：3～4 週，可以重複療程。

聖賀德佳寫道

以此樹的樹皮和葉片燒成灰燼，出此灰燼作成鹼液（Lauge），若長頭皮屑或是頭皮長疥癬，以這鹼液（Lauge）洗頭，頭就會變美，並長出不少美麗的秀髮。（PH, 第 198 頁）

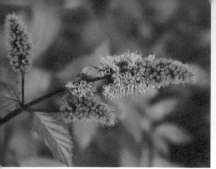
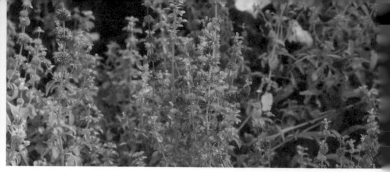

注意事項

有些人的胃部特
別敏感,或是對
醋難以消受,還
好市面上有不同
酸度的醋種,建
議使用較為溫和
的醋。

普列薄荷 │ Polei（minze）（Mentha pulegium）

　　普列薄荷是唯一一種被聖賀德佳認定為內含多種香草植物療效的植物:「普列薄荷有令人舒服的暖性,但依然屬溼性,內含下列15種香草的力量,即:薑黃、丁香(根據Portmann)、高良薑、薑、羅勒、紫草(Beinwell)、肺草、馬兜鈴(Osterluzei)、西洋蓍草、鹼蒿(Eberraute)、歐亞多足蕨(Engelsüβ)、龍芽草(Odermennig)、茅草(Stur)、老鸛草(Storchenschnabel)和水薄荷(Bachminze)。這些香草都可治各種發燒……將普列薄荷磨成粉,倒入等量的醋與蜂蜜中,經常空腹喝,也就是啜飲,可潔淨胃部,使眼睛明亮……」(PH, 第116頁)

應用領域:

- 胃部不適
- 眼睛渾濁
- 水晶體混濁(白內障)

 製備:將½～1茶匙蜂蜜和醋混合,再加1撮普列薄荷。

 劑量:每隔1～2天服用1次這種混合物。

 持續時間:1～3週。

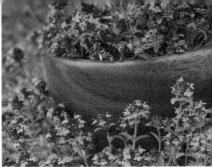
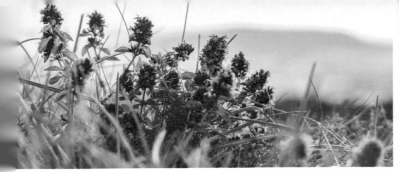

紅花百里香（鋪地香）│ **Quendel**（Serpyllum）

　　紅花百里香Quendel（也稱為野百里香）可以使用下列三種不同的方式製成藥方：

- 紅花百里香粉
- 紅花百里香軟膏
- 紅花百里香小蛋糕（餅）

紅花百里香粉（Plv. serpylli）

應用領域：

- 皮疹
- 濕疹
- 神經性皮炎（Neurodermitis）

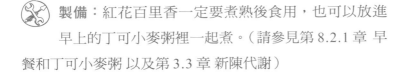 **製備**：紅花百里香一定要煮熟後食用，也可以放進早上的丁可小麥粥裡一起煮。（請參見第 8.2.1 章 早餐和丁可小麥粥 以及第 3.3 章 新陳代謝）

 劑量：每天 1～2 次，每次使用 1 小撮，放入食物中一起煮熟。

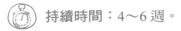 **持續時間**：4～6 週。

聖賀德佳寫道

紅花百里香性溫、中庸。如果有人皮肉虛弱，使皮膚常生疥癬，應該經常食用紅花百里香，無論與肉、粥一起煮皆可，他身體的皮肉會從內被治癒，並被潔淨。（PH，第 46 頁）

注意事項

聖賀德佳的遠見令人感到驚訝！「從內部治癒並被潔淨」。這位本篤會的修女強調內部的療癒，她不認為純粹只使用藥膏為皮膚病的外部作治療就已足夠。皮膚方面的疾病顯示出內部代謝的器官受到干擾，這個觀點在當今的自然療法中仍然有效。

紅花百里香軟膏（Uugt. serpylli）

應用領域：

- 皮疹
- 濕疹
- 神經性皮炎
- 結痂性濕疹（包括頭部的）
- 痂皮（包括頭上的痂皮）
- 瘙癢

 製備：將25公克紅花百里香粉末與75公克新鮮的山羊脂肪或牛脂肪混合在一起。

　　首先將紅花百里香軟膏擦在一小片皮膚上，然後再擴大塗抹範圍（請參見第3.2.2章 服用與劑量）。

 劑量：每天塗1～2次。

 持續時間：2～6週。

紅花百里香小蛋糕（餅）

應用領域：

- 記憶力差
- 腦部功能障礙（Hirnleistungsstoerung）

 製備：20～30公克紅花百里香粉末
　　250公克全麥麵粉

　　1. 將以上兩者加上少許水混合，揉成麵團，切成薄片。

　　2. 在烤箱裡用180°C的溫度烘烤。

 劑量：每天吃3～5片紅花百里香餅乾。

 持續時間：3～5週。

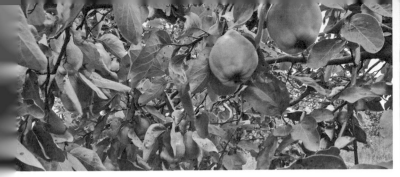
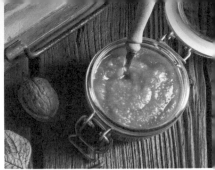

榅桲 │ **Quitte**（Cydonia oblonga）

　　榅桲樹的果實既是藥材，又是食物，而且非常的好吃。（請參見第 8.3.1 章「營養表」）。

應用領域：

- 痛風
- 風濕病

 製備：純榅桲果醬。可作為其他菜餚的麵包沾醬或做成榅桲麵包來吃。榅桲是輔助性的藥材。

 劑量：每天 1～2 茶匙。

 持續時間：2～4 週。休息幾天後，可以重複療程。

聖賀德佳寫道

搗榅桲的果實性溫且乾，內含良好的組合。誰若患痛風病，應常煮或煎炸此果實食用，果實會控制他的痛風症，使他的感官不會麻痺，肢體也不致敗壞而無法行動。因為它的果實性質溫暖又乾燥，能夠抵抗又冷又溼的痛風病。（PH, 第 192 頁）

注意事項

煮過的榅桲。通常溫桲被作成果凍販賣，它們是由榅桲汁製作而成。不過，使用榅桲果醬是更佳的選擇，因為是由整顆果實下去製作的。

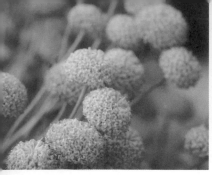
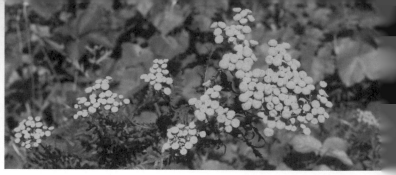

艾菊 | Rainfarn（Tanacetum vulgare）

艾菊從夏天到秋天盛開著黃色「鈕扣」般的花朵，不過花朵有毒性，植株的其餘部分則具有療效，我們經常可以在路邊看到它們的蹤跡。如同其它植物一般，會因為不同的調製方式而有不同的療效：

- 艾菊粉（plv. herbae tanaceti）
- 艾菊藥飲（Dec.tanaceti）

艾菊粉（plv. Herbae tanaceti）

艾菊粉有兩種不同的製作形式，要依據咳嗽是由鼻竇引發或是由支氣管所觸發來決定如何使用。

應用領域：

- 鼻竇受刺激／鼻竇發炎伴隨咳嗽（由於喉嚨裡有黏液分泌）

 製備：如果因鼻竇刺激、鼻竇發炎有分泌物或是鼻涕倒流到喉嚨，因此而引起的咳嗽，艾菊粉的使用便是恰如其分。

將 1 茶匙艾菊粉加到菜餚中。通常患者可以將黏液向後「拉」回往咽喉而下。

劑量：將 1 茶匙艾菊粉加入菜餚中烹煮，每日 1～3 次。

 持續時間：5～14 天。

慢性鼻竇炎患者可以延長食用時間至 3～4 週，每週 3～4 次。

應用領域：

- 咳嗽／支氣管炎（乾咳）
- 較大兒童和成人的百日咳（Pertussis）

 製備：1 茶匙艾菊粉和 1～2 湯匙全麥小麥粉，放入 ¼ 公升的水中，短暫熬煮。

 劑量：每天吃 2～3 次。

 持續時間：3～7 天。

艾菊藥飲（Dec. tanaceti）

應用領域：

- 尿瀦留
- 攝護腺肥大

 製備：艾菊藥飲經證實，是對攝護腺肥大與相關不適症有所幫助的植物性藥方。

 劑量：每天 2～3 次，每次 1 湯匙，不需考慮餐前或餐後。

持續時間：4～8 週。休息 1～2 週後，可以再重複療程。

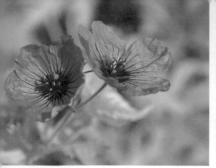
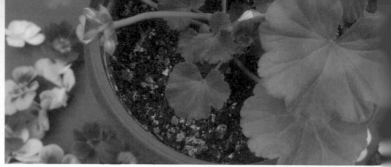

**聖賀德佳
寫道**

牻牛兒苗極熱，
含些許濕氣……
取牻牛兒苗，與
稍少些的西班牙
甘菊，和再少量
的肉豆蔻，全碾
成粉末，並攪和
在一起。（PH, 第
130 頁）

牻牛兒苗 | Reiherschnabel（cranchsnabel），Pelargonie

聖賀德佳將哪種植物稱為牻牛兒苗（Reiherschnabel）？

針對這個問題，那些作為 20 世紀下半葉的先驅者—第一批的翻譯人員、用戶與藥廠公司的創始人給出的答案各有不同。至於牻牛兒苗（Reiherschnabel）科之下不同屬種別的「家庭成員」有：

- 牻牛兒苗屬，例如：芹葉牻牛兒苗種 Erodium cicutarium
- 天竺葵屬，如：高貴的天竺葵（Edelpelargonie, Pelargonium anglicum）
- 老鸛草屬，聖賀德佳專門寫了一章 Storchenschnabel（PH, 第 181 頁）。

除了 Erodium cicutarium 是 M. L. Portmann 在《大自然的療癒力》一書中所提及可以使用的植物之外，高貴天竺葵（Pelargonium anglicum）與紅花老鸛草（Geranium sanguineum）也可供使用。

牻牛兒苗－西班牙甘菊－肉荳蔻－複方粉末（簡稱：牻牛兒苗複方粉末）

聖賀德佳列舉了這種粉末的幾種可能用法，各有不同的效果。最重要的是：

- 吸入香氣
- 食用或用舌頭舔
- 配葡萄酒飲用

牻牛兒苗複方粉末——吸入香氣

應用領域：

- 流鼻涕／鼻竇刺激／鼻竇發炎
- 鼻塞（Stockschnupfen） 　　　　■ 鼻竇粘液堆積
- 感冒感染 　　　　■ 流感樣感染

臨床經驗：感冒時，只需吸入粉末氣味，這作法剛開始可能會讓一些人感到不可思議，但是聞香吸入法長久以來在芳香療法都被證明是可行的。患者經常報告說，使用後產生了釋放的效果（Befreien）。來自針對開普敦天竺葵（Karstadt-Pelargonic）的醫學研究顯示並確認了此複方粉的驚人有效性。

達許納醫學教授（Prof. Dr. med. Daschner）的研究揭示了兩種作用機制：

第一種機制是：人們透過口鼻吸入病原體後，這病原體必須先「抓緊」呼吸道上的粘膜，然後從外而內透過細胞膜滲透到裡面。

然而，牻牛兒苗使細胞的外層變得緊緻或光滑，以至於致病的病菌甚至無法粘附在上面，更遑論抓緊。在下次吐氣時，這些病菌隨同吐出的空氣一起被「拋擲」到外面空曠的地方。

第二種作用機制也是對付病原體的巧妙方法。在牻牛兒苗的影響下，被破壞了的各個黏膜部位特別會吸引病菌。乍看下

聖賀德佳寫道

若有人患感冒流鼻涕，應取此牻牛兒苗複方粉末於鼻前，吸入其芳香，流鼻涕現象將變緩和與減輕，快速消失，而不危害人體，因為這個混和的溫性制伏了導致疾病的體液，而此體液產生自溫性與冷性。（PH，第 130 頁）

163

這似乎很荒謬，但結果卻顯示了有機體防禦策略的高明。死去的細胞特別強烈地吸引特殊的防禦細胞，即所謂的細胞殺手（Killerzellen），這些細胞殺手便把被破壞的細胞及其所含的病原體通通殲滅。所以聖賀德佳的陳述在今天的科學中是有道理的，她寫道：「因為它們……與病態的體液作戰。」

 製備：10 公克牻牛兒苗粉末（Plv. erodii cic.）
6 公克西班牙甘菊粉（Plv.rad.pyrethri）
4 公克肉荳蔻粉（Plv. nux mosch.）
混合在一起。

將一小撮牻牛兒苗複方粉末撒在手部的「鼻煙壺」（Tabatière）上，然後吸入粉末的香味。手部鼻煙壺是指手部的淺槽，位於掌骨上拇指和食指之間，當手背朝上撐開兩個手指時即會出現。過去，這裡是放鼻煙菸草的地方，因此獲得此術語「鼻煙壺」。手背的溫暖會讓令人愉快的氣味散發開來，吸聞時，通常很快就會釋放腫脹的鼻腔。

 用量：1～2 撮牻牛兒苗複方粉末，每天放到手上 3～5 次，然後「吸入」香味，每次 2～4 分鐘。

 持續時間：3～7 天。

牻牛兒苗複方粉末——食用或用舌頭舔
應用領域：

- 心臟功能虛弱（尤其是在急性感染的情況下）

聖賀德佳寫道

若有人患感冒流鼻涕，應取此牻牛兒苗複方粉末於鼻前，吸入其芳香，流鼻涕現象將變緩和與減輕，快速消失，而不危害人體，因為這個混和的溫性制伏了導致疾病的體液，而此體液產生自溫性與冷性。（PH，第 130 頁）

注意事項

吸氣時，要伸手靠近鼻子，再吸入香氣。呼氣前，先將手拿開，遠離鼻子，否則美好的香草藥或香料會被吹走。

在發生感染時，它可以支持心血管系統。或者是那些即使沒有感染，仍感覺心臟或該處有不適症狀的人，均可使用這個複方粉。

 製備：配麵包或用手舔。

在吸入香氣後，可以舔食手上的複方粉。

 劑量：每日 2～3 次，每次 1 撮。

 持續時間：3 天至 3 週。

牻牛兒苗複方粉末 ——配葡萄酒飲用

應用領域：

- 呼吸窘迫
- 支氣管哮喘
- 聲音嘶啞

 製備：將牻牛兒苗複方粉末倒入溫熱的葡萄酒中飲用，可以作為飲用肺草葡萄酒後的後續配方。

 劑量：每天 2～3 次，每次 1 撮，放入 20 毫升（1 烈酒杯）的葡萄酒中。

 持續時間：2～3 週。

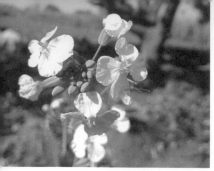

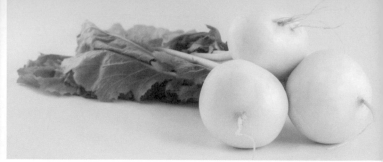

**聖賀德佳
寫道**

誰若多痰，就應
該用同樣的方法
將白蘿蔔磨碎，
用磚塊烤乾成粉
末。將蜂蜜和葡
萄酒一起煮滾，
然後加入白蘿蔔
粉末，等它稍微
冷卻後，應該在
餐後和餐前空腹
時喝它。這粉末
會將痰液排出體
外，蜂蜜可以防
止他變得乾燥。
如果有人食用白
蘿蔔後，造成了
發臭，這是因為
它將人體內的壞
體液和惡臭排出
去。因此，如果
食用白蘿蔔，應
該在食用之後吃
高良薑，這可以
抑制呼吸異味，
而如此作，不會
傷害到人。（PH,
第87頁）

白蘿蔔 │ **Rettich**（**Raphanus**）

根據聖賀德佳的說法，吃蘿蔔適合「強壯有肉」的人，對他們有益處，不過「它確實傷害生病和身體萎弱的人」（PH，第86頁）。但在醫學上，它適合所有的人食用。

白蘿蔔粉蜂蜜葡萄酒（**Plv. Raphani**）

應用領域：

- 上呼吸道痰液堆積
- 咳嗽／支氣管炎（痰液大量分泌）
- 鼻竇粘液堆積
- 流鼻涕／鼻竇刺激／鼻竇發炎附帶有大量的粘液分泌

 製備：將少量白蘿蔔粉放在加了蜂蜜的葡萄酒內，溫熱後飲用。

 劑量：每天2～3次，每次1小撮蘿蔔粉放在1～2湯匙的加了蜂蜜的葡萄酒中，在飯前和飯後飲用，之後，服用一粒高良薑根茴香錠（PH, 第93頁）。

持續時間：2～4週。

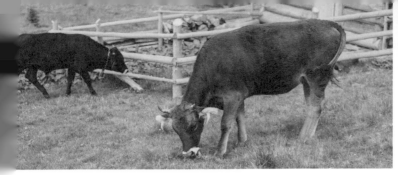
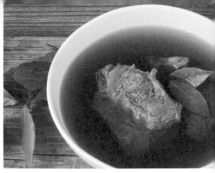

牛 │ Rind（Bos）

聖賀德佳描述了一個最初看起來很奇怪的牛肉的應用方式。但是，臨床經驗告訴我們，使用這個配方帶來驚人的改善。不過這只適合那些非素食主義者。

牛腳湯或是小牛腳湯

應用領域：

- 骨痛
- 骨質疏鬆
- 骨折（Fraktur）
- 胃部不適
- 結締組織虛弱

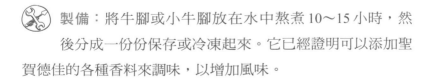 製備：將牛腳或小牛腳放在水中熬煮 10～15 小時，然後分成一份份保存或冷凍起來。它已經證明可以添加聖賀德佳的各種香料來調味，以增加風味。

劑量：2～3 湯匙牛腳／小牛腳湯，每週喝 3～4 次。這道牛腳湯可以不加料喝，或是加入香料、蔬菜和水加以精緻化地調理。

**聖賀德佳
寫道**

如果有人的四肢與四肢的關節感到十分刺痛，也有胃部不適，應該取牛腳（Schwiele）和脂肪（Unterschlitt）熬煮，之後食用足夠的分量，如此四肢關節的刺痛感和胃部不適就會得到緩解。
（PH, 第 398 頁）

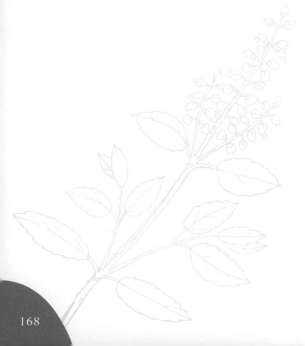

持續時間：4～8 週。

　　休息 2～4 週後，可以多次重覆療程，並且經常食用，
這是有意義的。

臨床經驗：已被證明在長期食用牛腳湯後，對於骨折和
　　骨質疏鬆症十分有效，牛腳湯有助於更快治癒上述病
症，也有助於改善骨質的密度。

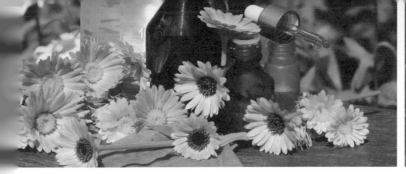
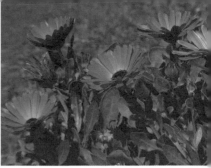

金盞花 │ **Ringelblume**（**Calendula off.**）

應用領域：

- 食用了不良食物導致的「中毒」

製備：將 1 湯匙金盞花瓣放在 2 個咖啡杯的水中，煮 3 分鐘，過濾後，將它們趁溫鋪放在胃部區域（大約位在胸骨下面）約 5～10 分鐘，並蓋被保暖，十分有幫助。

劑量：每天 1～2 次。

持續時間：1～5 天。

有關應用程序，請參見第七章 包紮、外敷包和敷墊。

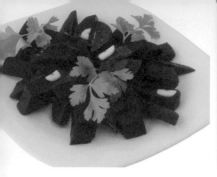
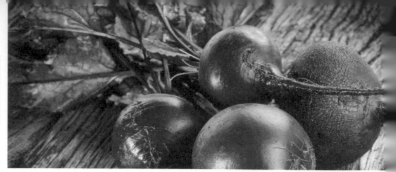

甜菜根 | Röbe, Rote Bete（Beta）

聖賀德佳所列出的Ruebe，其實是甜菜根。根據聖賀德佳的說法，「煮過的……比未煮過的好，如此不會產生壞體液，因為當它被生食時，它的汁液會加重較弱臟腑的負擔。」（PH, 第86頁）（請參見第8.3.1章「營養表」）

應用領域：

- 潰瘍

 製備：煮熟的甜菜根，既可以溫食，也可以冷食。

劑量：每週吃2～5次，當作食物。

持續時間：1～5週。
在1～2週休息後，可以重複療程。

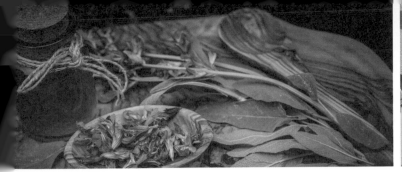
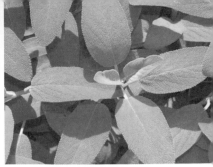

鼠尾草 | **Salbei**（**Salvia off.**）

　　「鼠尾草性質屬於溫暖乾燥……對有病的體液十分有效，因為它的質地是乾燥的。」（PH, 第 68 頁）聖賀德佳的這段描述讓我們隱約感覺得到，鼠尾草是治療許多疾病的良方。

　　使用方式為：

- 鼠尾草（生）
- 鼠尾草（煮過的）
- 鼠尾草粉末（Plv. salviae）
- 鼠尾草（用葡萄酒熱煮過）
- 鼠尾草茶

應用領域：

- 壞體液
- 排毒（尤其是排重金屬或農藥）
- 感染性疾病（作為輔助）

製備：鼠尾草可以生食、熟食或磨粉後服用。剛開始服用的時候，劑量要謹慎。

劑量：取 ½～1（最多 2）片葉子，生食或煮食它們，或將 1～2 刀尖的鼠尾草粉配麵包吃。

持續時間：3～10 天，可以延長到數週。也可以在休息一週後，再重複療程。

 臨床經驗：不良或生病體液一詞在當今醫學中，聽起來很不尋常。比較容易理解的是毒素或「有毒物質」，或是代謝過程中所產生的廢物。例如：在細菌或病毒感染中產生毒素。因此如果在使用了歐前胡（Meisterwurz）和西班牙甘菊（Bertram）後仍不見病程縮短，明智地使用鼠尾草作為輔助性的介入十分有意義。

卡琳格（Karlinger）醫師在開立聖賀德佳處方上擁有多年經驗，據她報告，鼠尾草無論是生食、煮食或烤食，在排除重金屬和農藥毒素引起的負荷或疾病，都獲得到很棒的回饋與成效，但是需要服用一段較長的時間。

聖賀德佳 寫道

但是，即使有人因為過多的壞體液或痰液或患有口臭，應該將鼠尾草放入葡萄酒中煮沸，然後用布過濾並經常飲用，他體內的壞體液與痰液便會被抑制下來。（PH, 第68頁）

鼠尾草葡萄酒

應用領域：

▪ 口臭

 製備：在 1 玻璃杯份量的葡萄酒中放入 2 片鼠尾草葉，熬煮 5 分鐘。過濾之後，平均在 1 天當中小口地喝此酒。

 劑量：全天數次飲用 ½～1 湯匙。

 持續時間：1～2 週。

鼠尾草茶

應用領域：

- 痛風
- 風濕病
- 膀胱無力
- 尿失禁
- 尿液不自主地流失
- 膀胱炎

 製備：1. 鼠尾草最好在蘇打水中煮 3 分鐘，好讓芬芳的氣味明顯地讓人聞到。

2. 3 分鐘後，它們蒸發了，然後將鼠尾草水從爐子取下來過濾，在稍微冷卻後，趁溫飲用。

 劑量：每天 1～2 杯。

 持續時間：2～5 週。

臨床經驗：除了歐前胡之外，鼠尾草茶作為治療膀胱發炎的輔助療法，被證明是有效的。科學研究證明了鼠尾草具有抗菌（針對細菌），抗病毒（針對病毒）和抗真菌（針對黴菌（〔Pilze〕）的療效。

聖賀德佳寫道

如果有人生病，有些微痛風，應該將鼠尾草放入水中熬煮，如上所述，體內的體液和痰液便會減少。如果將鼠尾草加葡萄酒給此人服用，這葡萄酒會造成身體內使人癱瘓無力的體液超出分量……如果有人因為胃寒而無法忍住尿，應該用水煮鼠尾草，用布過濾後，經常趁溫飲用，如此即會痊癒。

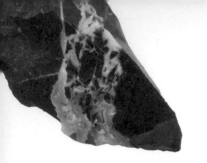
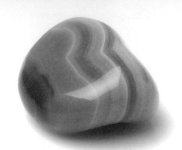
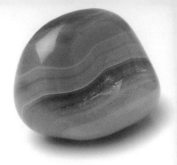

聖賀德佳寫道

它本性擁有療癒的力量，可以強化人類的五官，對五官而言是一道藥方（清涼劑），因為它源自於潔淨的太陽……當人佩戴它時，應該把它放置在裸露的皮膚上，並且經常放在嘴旁，讓呼吸觸及石頭……如此他的理智與知識和所有身體的感官都會被強化……。（PH, 第255頁）

縞瑪瑙 | **Sandonyx**

有關「使用療癒石」的相關信息，請參見第 36 頁。

　　縞瑪瑙是作用在感官上的石頭。

應用領域：

- 促進集中精神
- 提高注意力
- 加強所有感官器官

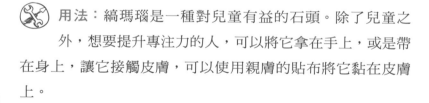

用法：縞瑪瑙是一種對兒童有益的石頭。除了兒童之外，想要提升專注力的人，可以將它拿在手上，或是帶在身上，讓它接觸皮膚，可以使用親膚的貼布將它黏在皮膚上。

用量：10 分鐘～2 小時。

持續時間：視個別需要而定。

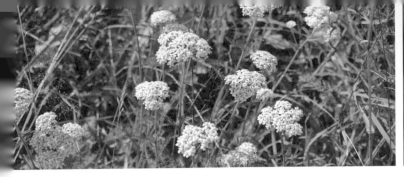
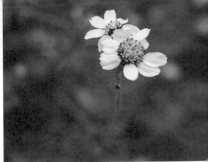

西洋蓍草 | Schafgarbe
（Achillea millefolium）

　　西洋蓍草久經考驗，證實是治療傷口的良藥。聖賀德佳一開始就解釋說：「西洋蓍草是一種些微溫性與乾性的植物，對傷口有特別與細緻的影響力。」（PH, 第 106 頁）

　　使用方式：

- 西洋蓍草（Herba millefolium）
- 西洋蓍草粉末（Phil. Millae millefolii）

西洋蓍草（Herba millefolium）

應用領域：

- 外部傷口
- 受傷（外部）

 有關應用程序，請參見第七章 包紮、外敷包和敷墊。

注意事項

在西洋蓍草中，已經鑑識出30種以上的化合物，其中的「倍半萜類」藥物具有抗腫瘤的特性，擁有脂肪酸甲脂（achillic saeure-methyl-ester）A、B和C。（希勒和梅爾齊格Hiller u. Melzig, 2003年）

西洋蓍草粉末（Phil. Millae millefolii）

應用領域：

- 傷口（身體內部）
- 傷口（內部）
- 手術（輔助）

 製備：體內有受傷或手術之後，可以將西洋蓍草粉末放進溫水中喝，稍好之後再放入到溫葡萄酒中飲用。

劑量：每天 2～5 次，將 2 小撮的西洋蓍草粉末放進溫水中飲用，症狀改善後，每天 2～3 次，每次飲用 2 小撮西洋蓍草粉末加溫葡萄酒。

持續時間：2～5 週，直到傷口癒合。

臨床經驗：西洋蓍草是一種有效的治療方法，已經幫助過許多病人。有位教授，是一位外科部門的主任，他在為一位 85 歲的老病患開完腹部手術後，對這位術後使用西洋蓍草的病人異常快速的復原感到嘖嘖稱奇，大呼：「你簡直是我的奇蹟病人！」

簡而言之，每天喝 2 至 5 次用西洋蓍草茶包沖泡的茶，或將 1 茶匙散裝的西洋蓍草粉放入熱水中浸泡 5 分鐘，然後喝它，其效果同樣令人讚嘆。

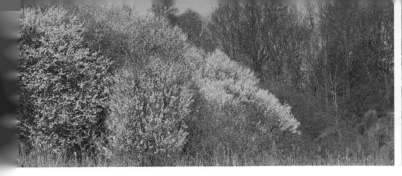
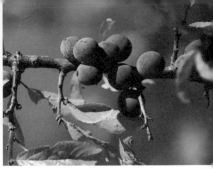

黑刺李 | Schlehe（Prunus spinosa）

從冬天到春天的過渡期，當落葉木還沒長出葉子時，最容易辨識出黑刺李。此時，白白亮亮的花朵從黑刺李灌木叢綻放出來，在美麗的風景中魔術般增添了長長的緞帶。根據聖賀德佳的描述，黑刺李的灰燼是多種類型多發性神經病（神經病變）的非常有價值的配方。

黑刺李肉桂丁香藥飲（Dec.pruni spinosi cp.）

應用領域：

- 神經障礙（和／或 帶有不適感）
- 麻痺感（多發性神經病變 Polyneuropathie）
- 不明原因的步態不穩
- 癱瘓
- 缺乏力量
- 多發性硬化症（MS, 腦脊髓炎），作為輔助性治療

 製備：10 公克黑刺李灰粉（Plv.pruni spinosi）

7 公克丁香粉（Py. Syzygii aromai）

14 公克肉桂粉（Plv. cinnamoni）

加入到 75 公克蜂蜜和 1 公升葡萄酒中，熬煮 5 分鐘，然後過濾。

聖賀德佳寫道

若有人患痛風病，導致感官知覺變得遲鈍，因此而理智或是某個肢體癱瘓，應取黑刺李（或青綠或老的）單獨以火點燃燒成灰。另取丁香粉和兩倍丁香粉（Nelkenpulver）分量的肉桂粉，而黑刺李的灰量則超過丁香粉（Nelkenpulver）的量，然後把這三種灰混和後，加入純淨的蜂蜜，再與葡萄酒煮過，做成草藥酒，空腹時適量地喝此酒，飯後則多喝些，常常這樣做，痛風就會離開，讓此人的知覺恢復，重獲肢體的健康，因為此飲品比黃金更好。（PH, 第239頁）

劑量：黑刺李肉桂丁香藥飲應該在飯前少量服用，飯後則加大量服用。

1日3次，飯前每次 ½～1 茶匙。飯後每次 ½～1 湯匙。

 持續時間：3～8 週。經過 1～2 週休息後，在有好結果後再重複 3～6 週，會帶來更進一步的緩解。

 臨床經驗：多發性神經病變有很大的不同表達方式。通常在醫學檢查中無法找出原因，可能是有代謝障礙（特別是糖尿病患），或者是循環系統方面的疾病。所有的形式都可以使用黑刺李肉桂丁香藥飲劑，這是明智的選擇，某些情況下有驚人的效果。患者們報告說，走路更穩了，至少有此感覺，而且有更大的自主獨立性。甚至有病人報告說，患有MS的人的麻痺症狀緩解了。如果黑刺李肉桂丁香藥飲在 6～8 週的服用後，未顯示任何影響，那麼繼續服用就不太可能帶來成功。我在德國最主要的自然醫學雜誌《自然與醫學》發表了黑刺李肉桂丁香藥飲的效果之後，卡爾和維羅妮卡·卡斯滕斯基金會（Carl und Veronika Carstens Stiftung）收到了很多積極的反饋，報導了病人服用後嘖嘖稱奇，親屬們感到驚訝！他們不適感越來越少，走路的能力更好，不安全感減輕了，生活品質很顯著地獲得了改善。

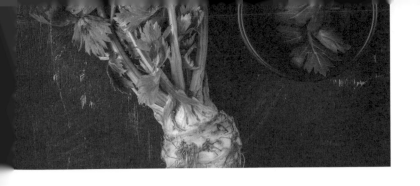
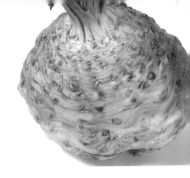

芹菜 | **Sellerie**（**Apium graveolens**）

根據聖賀德佳的說法，芹菜作為食物，不要生吃，應該要煮熟食用，以免造成不良的體液。芹菜也會影響情緒，並且使人悲傷。（請參見第 8.3.1 章「營養表」）。

芹菜種子－芸香種子－肉荳蔻－丁香－虎耳草粉

（簡稱：芹菜香料複方粉，**Pl. Apii-rutae cp.**）

應用領域：

- 風濕病
- 痛風
- 關節不適
- 尿酸增高
- 關節腫脹伴結節性增厚（例如：手指關節增厚）
- 肌腱增厚
- 四肢發抖
- 帕金森氏症

 製備： 30 公克芹菜籽粉（Plv. seminis apii）

10 公克芸香籽粉（Plv.seminis rutae）

7 公克肉荳蔻粉（Pul.nux moschatae）

聖賀德佳寫道

但是，如果有人受到痛風折磨，眼睛瞪向這邊又瞪向那邊，嘴巴緊閉與扭曲，四肢發抖，甚至在某些地方萎縮，都應該壓碎芹菜，以及三分之一分的芸香種子、肉荳蔻（少於芸香粉）、丁香粉末（少於肉荳蔻）和虎耳草（少於丁香），將它們做成粉末。在空腹和飯後都吃這些粉末，痛風會離他遠去，因為這是治療痛風的絕佳良方。但是，即使沒有受到痛風折磨的人經常吃這種粉末，痛風也會躲避他，如此就不會受到傷害。（PH，第 78 頁）

5 公克丁香粉（Py.syzygii aromai）

3 公克虎耳草粉（Pal.saxifragae）

將上述藥草粉混合在一起。

劑量：1 日 2～3 次，每次三餐飯前飯後各 1 小撮，咀嚼後吞下。

芹菜香料複方粉對某些患者來說可能需要去適應它，尤其是 1 天要服用 6 次。也就是每天三餐飯前和飯後各服用 1 次，一共 6 次。

持續時間：4～6（～9）個月，因為大部分沉積物已經積累了很多年或幾十年了，得借助這些香草粉刺激身體分解沉積物並將它們排除。

臨床經驗：在實踐中，我們很高興為您提供以下的提示，在享受了一頓非常可口的餐點或甜點後，可以省略服用芹菜香料複方粉一次，讓美味能夠保持得更久一點。另一方面，這種芹菜香料複方粉是最早用於風濕病和關節腫脹的藥劑之一，不會增加尿酸。顯然的，是有其他「有害物質」沉積在關節中。如果您服用此方有困難，不習慣它的味道，有一些患者乾脆把芹菜香料複方粉添加到湯內食用。儘管聖賀德佳並非如此描述，但這仍然有效。聽到病人說，他們在服用 2～3 個月後，可以重新把戒子戴到手指上，我感到十分地開心！

注意事項

芹菜作為利尿劑可以增加腎臟活動和排尿，這是眾所皆知的，這是根據希勒和梅爾齊格（Hiller u. Melzig）的《藥用植物與藥物大百科全書》上說的。芹菜香料複方粉的部分影響力，可以用這種機制去理解。有關痛風的更多信息，請參見第 5.6 章 風濕病、痛風、關節和背痛。

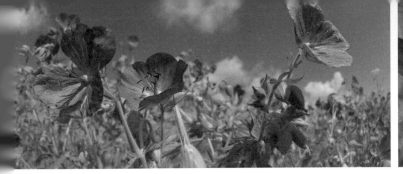

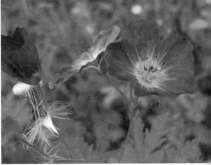

老鸛草 | **Storchenschnabel**
（**Geranium pratense aut rob.**）

聖賀德佳描述了心臟與心情之間的連結。M. L. Portmann 在《大自然的療癒力》一書中，稱它為「草地的老鸛草」（Geranium pratense）。使用紅花老鸛草也有很成功的經驗。

老鸛草－普列薄荷－芸香粉

應用領域：

- 心臟不適症與持續性的悲傷

製備： 20 公克老鸛草、紅花或草地老鸛草

10 公克普列薄荷（Mentha pelugium）

    5 公克芸香（Rutagravolens）

        混合在一起，配麵包一起吃。

    劑量： 1 日 1～2 次，每次 1 小撮，配麵包吃。

    持續時間： 2～3 週。

聖賀德佳寫道

若有人心痛，常常悲傷，應取老鸛草，少些的普列薄荷和再更少量的芸香，全部搗碎成粉，應常以此粉配麵包食用，此人心臟漸強外，心神也愉悅。老鸛草之寒氣，與普列薄荷和芸香草之溫性，連同麵包之力量，趕走殘留體內，危害人心的溫暖與寒冷的體液，並使人恢復健康。（PH, 第 139 頁）

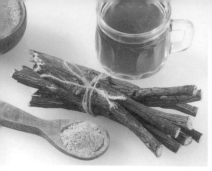
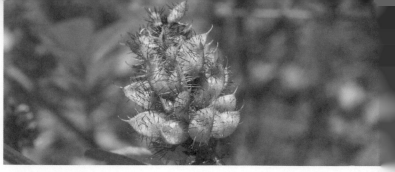

甘草根 | *Süßholz*
（*Glycyrrhiza glabra / Liquiritia off.*）

　　甘草是一種古老的栽培植物，使用它的根部做成藥材，已經有悠久的歷史。經過七年的栽種才可以收成僅僅一米長的根。現代科學的研究顯示，甘草有抗痙攣和抗病毒特性。此外，它的根部成分可以中和有攻擊性的自由基，以消除氧化的壓力。它們保護胃壁並且對抗發炎。它的根部還含有甘草酸，使用在C肝和其他病毒感染上，成功地應證了療效。這個甘草酸還有助於溶解脂肪細胞並抑制新脂肪的形成。第一批的研究成果在針對各種神經系統疾病上顯示出甘草具有積極作用，包括阿茨海默症（Morbus Alzheimer）。根據聖賀德佳的資料，磨碎的甘草可以運用在各種使用葡萄酒製作的複方藥方中，根據科學的研究證實，它作為單方有些也獲得良好的效果。

應用領域：

- 胃黏膜刺激
- 胃部消化不良（萎縮性胃炎）
- 眼睛水晶體混濁（白內障）
- 眼睛混濁
- 聲帶問題
- 情緒激動
- 憤怒（傾向）

- 暴怒（傾向）
- 瘋狂

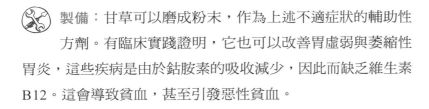 **製備**：甘草可以磨成粉末，作為上述不適症狀的輔助性方劑。有臨床實踐證明，它也可以改善胃虛弱與萎縮性胃炎，這些疾病是由於鈷胺素的吸收減少，因此而缺乏維生素 B12。這會導致貧血，甚至引發惡性貧血。

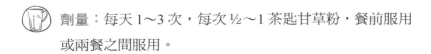 **劑量**：每天 1～3 次，每次 ½～1 茶匙甘草粉，餐前服用或兩餐之間服用。

持續時間：1～4 週。

注意事項

通常情況下，直接服用甘草粉，比較舒服，然後在 20～30 鐘 之後，喝點水，否則可能嚐起來太甜，或甚至會太苦。

補充：

聖賀德佳繼續寫道：「經常食用甘草，對有精神疾病的病人十分有幫助，因為它會將大腦中的瘋狂與惱怒釋放出來。」（PH, 第 38 頁）「瘋狂」一詞涵蓋的範圍很廣，從性格的微小變化到嚴重的受局限狀態，後者需要醫學心理方面的評估與輔助，甚至可能必須安置到一個保護性的機構。本書的目的是提供給家庭使用的一個藥房，通常訴諸的是不太嚴重的不適症狀，因此甘草在此可能治療的領域，描述如下：

- 思想混亂（輕微）
- 混亂（輕微）
- 情緒激動（輕微）

應用、劑量和持續時間與上述相符合。

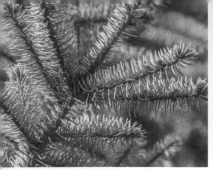
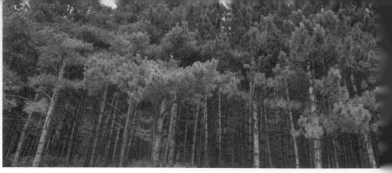

銀冷杉 | **Tanne**（Abies niegra）

「銀冷杉溫性多於寒性，內含許多能量，它們象徵勇敢。」（PH, 第217頁）銀冷杉是針葉樹，它們的毬果是直直挺立的。但是，聖誕樹通常不是銀冷杉，而是樅樹，其毬果是往下垂的圓錐形。

銀冷杉軟膏（Ungt. abieti）

應用領域：

- 胃部不適
- 胃部敏感
- 腸胃不適（Reizmagen）
- 噯氣（Aufstossen）
- 脹氣（可能伴隨出現心臟不適或心臟緊繃感）
- 羅姆霍爾德氏病（Morbus Roemheld）
- 食物不耐受
- 飽腹感
- 消化障礙引起便祕與腹瀉交替出現的現象
- 脾臟不適症
- 胰腺功能障礙
- 糖尿病（伴隨性的）

對於腹部不適的治療，聖賀德佳有一些葡萄酒配方傳世。冷杉軟膏的優點是提供了一種不含酒精的治療。

各式各樣的腹部、胃部和消化系統的不適症可以考慮使用冷杉軟膏。即使有糖尿病的代謝血糖指數增高，但尚未達到需要服用藥物的程度，可以使用冷杉軟膏作治療，這是明智的作法。需要治療的糖尿病可以使用冷杉藥膏作為輔助內科的治療（PH, 第 296 頁）。

 用法：確實遵守使用順序：

　　先擦心臟區域，然後在胃或脾臟區域擦拭。

 劑量：每次薄擦一層，每天 1～2 次。

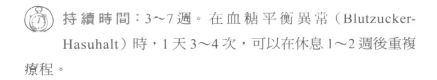 **持續時間**：3～7 週。在血糖平衡異常（Blutzucker-Hasuhalt）時，1 天 3～4 次，可以在休息 1～2 週後重複療程。

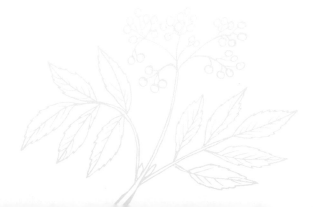

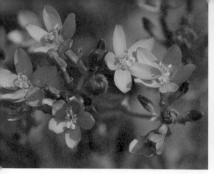
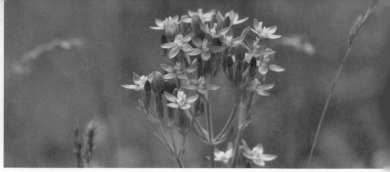

**聖賀德佳
寫道**

當有人因任何因素造成身體骨折時，磨碎日本鬼燈檠或它的根，經常將其汁液混和葡萄酒或水來飲用，斷骨會被黏合起來，這就是它的治療作用。(PH, 第 116 頁)

注意事項

骨折部位應該還要透過日本鬼燈檠包敷起來加以處理。
有關應用程序，請參見第七章 包紮、外敷包和敷墊。

日本鬼燈檠 | **Tausendgüldenkraut**
（Centarium）

　　日本鬼燈檠（矢車菊）長期以來在自然療法中是備受珍惜的藥材，其拉丁名稱也揭示了這一點。聖賀德佳描述了它的應用方法，但與民間流傳的知識有所不同。

應用領域：

- 骨折（骨折）

製備：我們可以買到日本鬼燈檠植物酊劑，放入葡萄酒或水中飲用。

劑量：將 4～8 滴酊劑放入 ½ 玻璃杯的水或葡萄酒中，飲用此飲料。每天 2～3 次。

持續時間：2～8 週，使骨頭癒合。期間可以休息 1～2 天。

臨床經驗：在臨床上有許多好結果，日本鬼燈檠（Tausendgueldenkraut）果真不負盛名，價值遠勝於一千金幣呀！

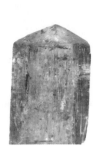
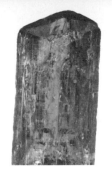
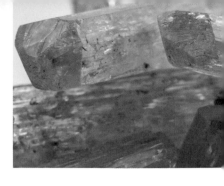

托帕石（黃金托帕石）│ **Topas**（Goldtopas）

有關「使用療癒石」的相關信息，請參見第 38 頁。

黃金托帕石白葡萄酒

應用領域：

- 眼睛渾濁
- 水晶體混濁（白內障）
- 視力不良
- 老花眼
- 眼壓過高（青光眼）

 用法：將黃金托帕石放入葡萄酒中浸泡 3 天 3 夜。為了避免產生斑點，最務實的方式是使用白葡萄酒。之後，在入睡前連續 5 天將這塊石頭用泡過托帕石的酒沾濕，擦在眼睛周圍。

 用量：連續 5 天，將石頭浸入白葡萄酒中，數次在眼睛周圍擦拭。

持續時間：將黃金托帕石放入酒中 3 天後，用酒擦在眼睛周圍 5 天。重新泡白葡萄 3 天後，重複使用 3～6 週。

**聖賀德佳
寫道**

在視力弱時，可以將托帕石擺放在純洒當中三天三夜，晚上入睡前使用浸泡在酒中的托帕石輕輕來回摩擦眼皮，多次放入酒中浸濕，讓一些液體能夠觸碰到眼睛裡，一天三到五次，五天後再換新的葡萄酒。
（PH, 第 262 頁）

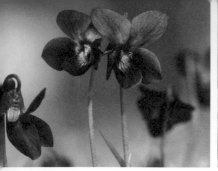
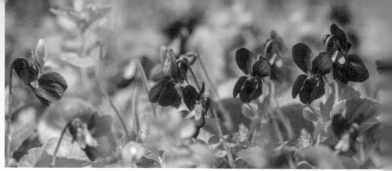

香董菜 │ Veilchen（Viola odorata）

香董菜的質地介於溫性和冷性之間，擁有適中的冷性。當冬天過後空氣變溫暖時，香董菜便從空氣中的甜味與純淨中長出來。（PH, 第 96 頁）香董菜也叫做三月的香董菜，總是在冬季結束春天來到時綻放出強烈的藍色系花朵，人們很容易從香氣辨認出它們，從「odorata」的稱呼表達出它們那每美妙的香氣。

聖賀德佳以不同的調製形式給予香董菜多元的用途：

- 香董菜藥膏
- 香董菜葡萄露
- 香董菜油

香董菜藥膏（Ungt. violae et olivae）

聖賀德佳醫學中兩種最常被使用的藥膏是──洋艾藥膏與香董菜藥膏。

應用領域：

- 囊腫（通常為良性增生）
  - 卵巢（Ovarien）
  - 婦女的乳腺

- 其他器官中的囊腫（例如：肝臟或甲狀腺）
- 各種類型的腫瘤（輔助治療）
  - 各種類型的皮膚腫瘤
  - 光化性角化病
  - 基底細胞瘤（輔助治療）
- 頭痛
- 滑囊炎（Bursitis）
- 網球肘（Epicondylitis）
- 腳跟腱發炎
- 外傷（腫脹）
- 瘀傷
- 疤痕治療
- 腎臟（支持性）

 應用：首先，將軟膏塗抹在腫脹或有變化的皮膚區域周圍。如果變化不再明顯，是良性的，則只在受影響的皮膚區域周圍塗抹乳霜。如果起初沒有效果，不僅要在腫脹周圍塗抹，還要在它的上面塗抹。相同的程序可以適用於網球肘、滑囊炎和腳跟腱受到刺激。

在內部囊腫的情況下，例如：卵巢囊腫，治療是在外層皮膚上進行的，讓軟膏可以進入深層起作用。如果腫脹減小或軟化，顯示出已經有所改善，則該持續使用此軟膏一直到完全康復為止。這可能需要幾週到幾個月的時間。

在新鮮傷口的情況下，必須先在距離傷口較遠的地方塗抹乳膏。只有當傷口閉合，可以再次沐浴時，才能直接用香菫菜軟膏治療，治療最好超過幾週的時間。如此，疤痕就會變軟許多。

在頭痛的情況下，從前額中間向左右兩側方向塗抹藥膏。

 劑量：1 天塗抹 3 次。

急性頭疼時，連續塗抹 5〜10 分鐘，5〜6 次後就會緩解，之後 30 分鐘和 60 分鐘甚至是 120 分鐘後再塗抹，處理疼痛可以加入對開蕨粉末。（PH，第 108 頁）

 持續時間：1 天到 6〜8 週。

 臨床經驗：來自實踐，最令人印象深刻的經驗是，有一位女患者患有卵巢或乳腺囊腫。當她的婦科醫生約她在 3 個月後再次進行監控性的檢查，並釐清接下來是否要進行手術，她就利用這段時間使用香董菜軟膏治療。一次又一次她給的回覆都令人心安，最後作超音波檢查時，居然找不到任何囊腫了。（另請參見紫水晶 Amethyst）（PH，第 36 頁）。

囊腫是充滿液體的空腔或組織裡的空腔。在自然療法上，它們也被視為吸收了身體無法處理的代謝產物的沉積部位。

聖賀德佳寫道

若有人因為懊惱引起黑膽汁而感到沮喪，肺部因而受損，應取香董菜放到純淨的葡萄酒內熬煮，然後用布過濾，之後，將蜂蜜與高良薑加入葡萄酒內，並加入甘草，多寡不拘，如其所好，以此製造出醇美的飲料，然後喝此葡萄酒。它會制伏黑膽汁，使人快樂，並且治癒他的肺部。（PH，第 97 頁）

香董菜葡萄露（Dec. violae-galangae-liquiritiae）

應用領域：

- 悲傷
- 開始憂鬱／抑鬱
- 無精打采
- 帶有情緒低落的肺部疾病
- 遭受嚴重損失（伴隨）

- 煩惱（伴隨）
- 憂鬱情緒（Melancholie）
- 入睡困難（抑鬱）
- 哀痛（伴隨）

製備：1. 將 5 公克香菫菜葉和花放入 500 毫升葡萄酒中煮滾後，轉小火續煮 5 分鐘後過濾。

2. 加入 4 公克高良薑根粉（Plv. rhiz galangae）、8 公克甘草粉（Plv. rhiz. liquritiae）和 50 公克蜂蜜。

 劑量：每天 2～3 次，每次 1 湯匙，飯前服用，服用時間不定。

 持續時間：使用 500 毫升的瓶子通常是有意義的，服用它直到最後，可能也有需要喝到第二瓶。

2～3 週後，應該已經可以看到明顯的成效，否則要改用斑葉疆南星根藥飲（PH, 第 43 頁）。

香菫菜油（Ol. violae）

香菫菜油是眼睛、也是腫脹和良性腫瘤的良藥。

應用領域：

- 眼睛混濁
- 水晶體混濁（白內障）
- 飛蚊症（Mouches volantes）（看到黑點或黑蚊）
- 視力受損

 製備：將 10 公克橄欖油（Ol. olivae）加熱後，拌入 3～4 片香菫菜葉和花，然後過濾。

 劑量：晚上睡覺前，在眼睛周圍，非常薄地擦上香菫菜油，避免讓任何東西進入眼睛。

注意事項

在這些心境中，有來自家人、好朋友以及牧靈人員的陪伴支撐，是十分有益的。如有更嚴重的情緒上的限制需要輔助治療，透過醫生，可能還透過心理師、心理治療師或屬於 Viktor Frankl 的意義學派心理治療師來幫忙。

聖賀德佳寫道

香菫菜可治療視力變昏花的眼睛。取好油，放入新鍋內，讓它用太陽光或用火加熱，當它變溫熱時，放入香菫菜，讓油變得濃稠。將此油倒入玻璃容器中保存。夜晚，用此油擦在眼皮上，但是，不要觸碰到眼睛內部，這將消除眼睛的昏暗。（PH, 第 96 頁）

指示：

根據自然療法的臨床經驗，可以透過支持肝臟功能幫助改善眼疾，例如：食用栗子粉加蜂蜜（本書第73頁），或用亞麻外敷法（見第7章 包紮、外敷包和敷墊）都經證實為有效。

聖賀德佳寫道

若有人因頭部的痛風，在眼睛或腎臟部位感到疼痛，或是，其他身體部位既沒摔倒或打傷卻有腫脹現象，應該在上述的油內放入香堇菜……，用此軟膏塗抹在疼痛部位，如果有腫脹的情況，要塗在腫脹處周圍，而非直接塗抹在上面。（PH, 第211頁）

 持續時間：4～6 週後，視力應該會有明顯的改善。

休息 1～2 週後，可以重複療程，讓改善狀況進一步穩定下來。

應用領域：

- 痛風
- 頭痛
- 腎功能弱
- 良性腫瘤

- 風濕
- 腎臟不適
- 腫脹

 應用：香堇菜油應該擦在腫脹處的周圍或眼睛周圍。

 劑量：每天擦一次。

 持續時間：2～4 週。

臨床經驗：針對使用香堇菜油於不同的不適症狀，患者們提供了許多積極的反饋。他們表示視力改善了，腎功能虛弱導致的排尿減少現象減緩了，腫脹消退了。

當腫脹產生速度相對較快時，我們使用香堇菜油，取代香堇菜藥膏。

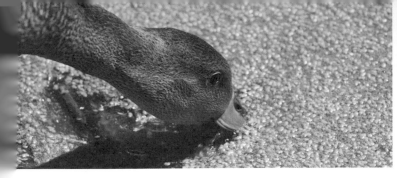
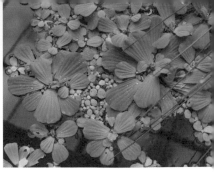

浮萍 │ **Wasserlinse**（**Lemna minor**）

　　浮萍性溫，勝於冷，若不加入其他有療效的草本植物，它本身是沒有療癒力量的。若能加上這些草本植物，可以減弱人體內無用的汁液。（PH，第 170 頁）

　　小小浮萍是聖賀德佳一帖複雜的，由 12 種藥材所組成的藥方當中的一味藥，這帖藥方已經被證實對增強免疫力，或是在持久性的感染之後，以及作為各種不同的腫瘤疾病的輔助性治療方面，都有非常大的幫助。

浮萍香草藥飲（**Dec. lemnae-cinamomi cp.**）

應用領域：

- 免疫力弱
- 輔助免疫防禦系統
- 虛弱狀態
- 加強元氣
- 預防／防止腫瘤形成
- 腫瘤疾病（輔助治療）

配方：

　　浮萍香草藥飲的 12 種成分是：

1. 生薑	2. 肉桂	3. 鼠尾草
4. 茴香	5. 艾菊	6. 蜂蜜
7. 葡萄酒	8. 白胡椒	9. 浮萍
10. 蕀麻	11. 蘇薄荷	12. 蔓藤蓬子菜

**聖賀德佳
寫道**

聖賀德佳稱這種「疾病」為「der Vich」，根據經驗，這指的是由缺乏防禦力和免疫缺陷所引起的疾病。它「來自溫性與冷性的壞體液……但是更多的是由於冷性體液……空腹飲用可以阻止這些體液升起，並且在飽食時控制食物裡面的壞體液。」（PH，第 220 頁）

注意事項

物理學家希爾馬·弗蘭克（Franke）教授住在布拉姆什（Bramsche），他所進行的研究是透過大自然生物來淨化空氣和水，以此來實現他的想法。他介紹了一個自己設計的 Symbio 過濾測試設施，此過濾器藉由浮萍與藻類淨化空氣中和水中的有害物質，例如：重金屬、磷酸鹽、街道上車輛的輪胎橡膠受到磨損產生的廢料。浮萍代謝掉（verstoffwechseln）所有這一切，甚至把有害物質當成是食物大量繁殖。因此我們可以很容易的理解到，浮萍在人類有機體上也進行許多淨化的工作，並帶給我們祝福。

聖賀德佳稱這種「疾病」為「der Vich」，根據經驗，這指的是由缺乏防禦力和免疫缺陷所引起的疾病。它「來自溫性與冷性的壞體液……但是更多的是由於冷性體液……空腹飲用可以阻止這些體液升起，並且在飽食時控制食物裡面的壞體液。」（PH，第 220 頁）

 用法：早晨空腹服用，晚上上床前服用。

 劑量：早晚各 1～2 湯匙。

 持續時間：3～6 週，可以在休息 2～4 週後，再重複療程。劑量已證明每 3 個月服用 1 瓶。

 臨床經驗：浮萍香草藥飲屬於那些最常見的藥方之一。所有懷疑自己可能罹患腫瘤的患者、已經進行初步診斷或明確診斷為腫瘤患者的人，都可以服用這個處方。此處方可以作為預防性治療，也可以用在那些家庭中經常出現有特定的腫瘤而想要事先預防的人。腫瘤前期的症狀，例如：細胞塗片中的細胞異型。在婦科或在皮膚科醫生的臨床工作上，這腫瘤的頻譜範圍從良性到非常嚴重，甚至到可能威脅生命的都有。

在治療腫瘤時，浮萍香草藥飲是其中重要的部分。即使完全不考慮腫瘤，對人仍然是有幫助的。過度的工作導致的身心疲憊，通常服用 1～2 瓶浮萍香草藥飲後，可以獲得改善。同樣，那些不斷反覆受到感染的人，也可以從 2～4 週的浮萍香草藥飲治療中獲得益處。

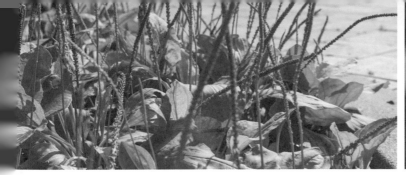
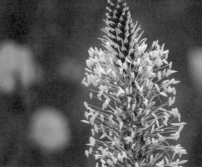

大車前草 | Wegerich

（ **Plantago major, Plantago lanceolata** ）

使用部位為大車前草葉子。

大車前草葉／大車前草汁

（ **Tct. plantaginis** ）

應用領域：

- 昆蟲叮咬
- 蜜蜂叮咬
- 黃蜂叮咬
- 蚊子叮咬

用法： 證實對黃蜂或蜜蜂的叮咬傷十分有效。被叮咬時，立即在戶外採大車前草葉片，將它們疊在一起，然後再用手指揉碎搓軟，擦在被叮咬的身體部位，讓此處皮膚稍稍染成綠色，無論是尖葉或是寬葉大車前草都適合。另外，使用大車前草汁液亦有同樣的效果。

用量： 在拔掉毒刺後，用此葉片在被叮咬的地方，摩擦 2～3 分鐘，之後立即取第二片大車前草葉，重複摩擦。

聖賀德佳寫道

如果有人被蜘蛛或其它昆蟲咬，應儘快用大車前草塗抹在叮咬之處，如此他的情況會獲得改善。（PH，第 95 頁）

注意事項

雖然我們可以買到現成的大車前草汁，但是使用大車前草葉片其實更實用，也更容易取得，因為通常是在出奇不意之下被咬傷。在被蜱、扁蝨（Zecken）叮咬後，使用大車前草擦受影響的身體部位，很有幫忙。

持續時間：通常經過第一次處理，就足夠了。如有需要，可以在 10～15 分鐘後，重複一次。之後，每天塗抹 3 次，持續幾天。

此外，同時可以給予歐前胡（PH, 第 139 頁）並且佩戴瑪瑙，經證實這是有效的。聖賀德佳並沒有提及瑪瑙主要在防止蜱、扁蝨（Zecken）的叮咬，但是此顆石頭卻一再證實了它的有效性，從春季到深秋都是扁蝨的活躍期，這段時間我們可以在身上或口袋中佩戴瑪瑙。

聖賀德佳寫道

如果有人因跌倒在某部位摔碎了骨頭，他應該將大車前草放在蜂蜜中用刀劃開，每天空腹吃它。（PH, 第 96 頁）

大車前草根蜂蜜（Rhiz plantaginis in mel.）

使用領域：

- 骨折／Franktur

 製備：1 湯匙大車前草根，切得很細或磨碎，與 350 公克蜂蜜混合。這大車前草蜂蜜的味道是需要慢慢去習慣的。

 劑量：每天 1～2 次，空腹服用 1 湯匙。

 持續時間：4～8 週，直到骨頭癒合。

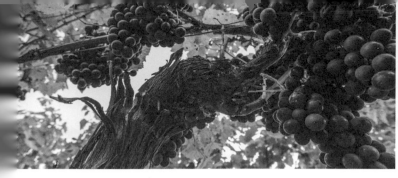
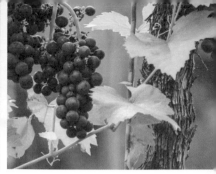

葡萄藤 | Weinstock（Vitis）

根據聖賀德佳的描述，我們可以從葡萄藤與葡萄身上製作出許多不同的藥方。她寫道：葡萄酒本身可以「以其優質的溫暖和強大的力量治癒人，並且使人心情愉悅」。（PH，第 165 頁）

主要的藥方是：

- 葡萄藤灰鹼液（Rebaschen）
- 熱葡萄酒
- 熱葡萄酒冷水混合液
- 葡萄藤滴露油
- 無油葡萄藤滴露

葡萄藤灰鹼液

應用領域：

- 牙齦疾病
- 牙齦發炎（Parodontitis 牙周炎）
- 齲齒傾向
- 牙齦萎縮（Parodontose）

在自然療法中，不能單獨只觀察牙齦，只治療牙齦，而是要把牙齦當成是整個消化系統的一部分，始於口腔，終止於肛門。因此，牙齦的不適和疾病要被當成是一個整體來進行綜合治療。用葡萄藤灰鹼液進行牙齒護理是不可或缺的部分。

聖賀德佳寫道

葡萄藤有火一般的熱性和濕性。這火之強，能讓它的汁液轉變成另一種味道，好像其他樹或其他的藥草擁有著它一樣，……有人牙周腐爛且牙齒萎弱，就把葡萄藤的灰趁熱放進葡萄酒裡，彷彿要做鹼液一樣，然後應該用此葡萄酒洗牙齒和牙齒周圍的肉，常常這樣做，牙齦就會得到療癒，而且牙齒會變得強壯。即使牙齒是健康的，如此洗牙齒還是有益處的，牙齒會因此變得美麗。因為灰燼的溫性和葡萄酒的溫性互相結合，藉由這好似製作成鹼液的辛辣性，舒緩了牙齒的腐壞和疼痛。（PH，第 240頁）

製備：將½湯匙的熱葡萄藤灰燼放入500毫升的葡萄酒中搖勻，在葡萄藤灰鹼液的製作過程中必須不添加任何紙類或其它木材等物。

注意事項

如果我們能夠以對開蕨藥飲（PH,第106頁）或／和 熊茴香複方蜂蜜梨（PH，第45頁）處理「新陳代謝」，尤其是「腸道」，作為輔助療法（請參見第3.3章 新陳代謝和3.5 腸道──具有多種任務的器官），這會協助更明確地朝向成功的前景。

鹼液的製作說明：我們將配方指定的灰量，倒入可鎖緊的廣口瓶，瓶內裝規定的溶劑（水或葡萄酒）約¾滿。將瓶子強力搖晃約1分鐘，然後沉澱5分鐘，再搖晃。為了讓植物灰燼的精華能夠徹底的沖洗出來，我們會連續三天重複這整個過程。第三天，最後一次搖晃後，讓灰燼沉殿約1小時，再將上層的鹼液小心翼翼地倒出來。

用法：Rebaschen葡萄藤灰鹼液必須在早晨空腹時，在牙齒與牙齦周圍漱口約2～3分鐘，在牙齒之間來回沖洗。然後用葡萄藤灰鹼液刷牙，最後吐出液體，不要吞下。

早餐後或是夜晚入睡之前，可以進行例行的刷牙漱口。

 劑量：早上1湯匙，空腹漱口，也可以在中午和晚上以及就寢前重複一次。

 持續時間：4～6週。該應用程序每天可以作一次，也可以持續很多個月。

臨床經驗：在保健食品店裡，我們遇到了鄰居，她站在放牙膏的櫃子前。當她看到我們時，馬上問我們，是否可以推薦她要使用怎樣的牙膏來作牙齒保健？她的牙醫建議她，得作牙周病的治療，並且必要時還要進行牙科手術。我的太太回答：「每天使用2～3次葡萄藤灰鹼液。」三個月後，我們再次見到她。她開心地告訴我們：「牙醫感到很驚訝！因為

牙齒的狀況改善了很多，不再需要動手術了。現在牙醫甚至會建議其他的患者使用葡萄藤灰鹼液。」

葡萄藤灰鹼液是最常開立的藥方之一。它可以節省牙醫的工作，甚至可以「不假牙醫之手」自行處理。當我們聽到患者在使用了葡萄藤灰鹼液後，可以不需要作醫生認為必要且建議進行的牙齦外科手術治療以及牙周疾病的處理，都為他們感到開心！因為他們的粘膜恢復得很好。如果是因為牙釉質太軟而容易出現齲齒，使用此葡萄藤灰鹼液幾個月，將會很有幫助。

熱葡萄酒

應用領域：

- 膀胱無力
- 尿失禁
- 壓力性尿失禁

 製備：將一烈酒杯的葡萄酒（20毫升）加熱並飲用。食物應經常用醋加以調味。

 劑量：每天 2～3 次。

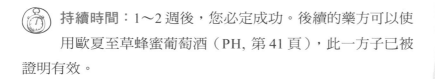 **持續時間**：1～2 週後，您必定成功。後續的藥方可以使用歐夏至草蜂蜜葡萄酒（PH, 第 41 頁），此一方子已被證明有效。

聖賀德佳寫道

如果有人因為胃寒導致無法保留住尿液，他應該經常喝在爐火上加熱過的葡萄酒，並且在所有的菜餚中加入醋。盡可能地常喝醋，如此他的胃和膀胱就會變得溫暖。因為……如此炮製過的葡萄酒的溫暖，暖化了人的胃和膀胱，因此可以保留住尿液，回到正確的消化，醋對消化有好處，並且帶來溫暖。（PH, 第 242 頁）

聖賀德佳寫道

如果有人被激怒，也有悲傷情緒，應該立即用火將葡萄酒加熱，然後加入少許冷水加以混合，之後飲用，如此這個人的情況就會改善。（PH, 第242頁）

熱葡萄酒冷水混合液

這個非常簡單的配方已經幫助很多人，成功地讓自己冷靜下來。

應用領域：

- 憤怒
- 鎮定（內心）
- 悲傷
- 情緒激動

 製備：將 ¼～½ 杯葡萄酒加熱，自爐子取下，加入一點冷水。然後一小口一小口的喝。

 劑量：¼～½ 杯葡萄酒加水，一天中重新製作 1～2 次，並且飲用。

持續時間：通常只需飲用 1 次或飲用 1 天，但是，可以按照個人需求重複進行。不過這不該被視為是永久性的措施。

聖賀德佳寫道

取第一時間切割葡萄藤所流出的滴露，讓它們滴在一個小的容器中，然後加入橄欖油，油量應該多於滴露。若有人耳朵疼痛，就拿它塗在耳朵周圍。如有人頭疼，將它塗在頭上，如此他就會好轉，因為滴露如火一般的溫性，與橄欖油的溫性互相混合，可以減少造成耳朵或是頭部疼痛的有害體液。（PH, 第240頁）

葡萄藤滴露油

應用領域：

- 耳痛
- 中耳感染（中耳炎）
- 頭痛
- 耳部感染
- 聽力損失

有關如何處理耳朵發炎的訊息，請參見第 6.5 章 耳痛，中耳炎。

製備：按照聖賀德佳的描述來應用。從葡萄藤滴出的露汁與橄欖油的比例應該是大約 4：6 滴。

　　除了部分令人驚訝的葡萄藤滴露油迅速治癒耳朵發炎的案例，滴露油也可用於頭痛。使用滴露油在痛點上揉搓數次，例如：揉搓在太陽穴或後腦勺。

 劑量：對於非常急性的耳痛或頭痛，每隔 5～10 分鐘搓揉一次，否則每 30～60 分鐘擦一次。

 持續時間：使用 4～5 次後應該會有明顯緩解，然後可以增加時間間隔來進行治療，大約持續 2～3 天。

無油葡萄藤滴露

應用領域：

- 眼睛混濁
- 水晶體混濁（白內障）
- 青光眼（伴隨治療）
- 飛蚊症
- 一般視覺障礙

 用法：使用無油葡萄藤滴露，每天在眼睛周圍薄薄地塗抹。

 用量：每日 1～3 次。

 持續時間：2～4 週。

聖賀德佳寫道

如果有人眼睛變得昏暗模糊，他應該將葡萄藤用刀切開，將第一時間從葡萄藤流出的滴露，塗在眼皮上，也稍微使它滲入眼睛內，應常常做，如此他的眼睛就會恢復清澈明亮……就能趕走傷害眼睛的有害體液。從清晨到中午，每一滴在割下葡萄藤後流出的滴露，都可幫助眼睛變得明亮；之後從葡萄藤流出的滴露，就無法使眼睛變明亮。（PII，第 240 頁）

注意事項

聖賀德佳說，可以讓部分滴露流進眼睛，但是，基於大部分滴露都少量使用？防腐劑，因此，不應該讓滴露進入眼睛，只能揉擦在眼皮上。除非你有自己的葡萄藤，才可能在春天剪下樹枝運用。我們可以把這收集下來的葡萄藤滴露放置在冰箱裡保存幾天，以便運用。

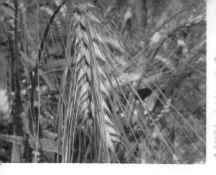
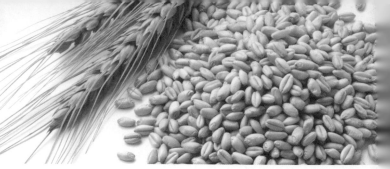

小麥 | **Weizen**（Triticum）

　　小麥熱敷最常用來治療出現在腰椎與頸椎部位的急性和慢性背部不適，事實上小麥熱敷被證明對患者非常有幫助。在它的輔助之下，我們甚至可以免除被認為是有必要的脊椎神經外科手術。

小麥（穀粒）熱敷包

應用領域：

危險！

如果是雙腿或雙臂的初期麻痺現象，要在神經外科的監控下進行。

- 背痛
- 椎間盤脫出或突起（Prolaps oder Protursio）

 有關應用程序，請參見第七章 包紮、外敷包和敷墊。

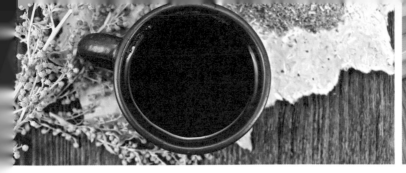
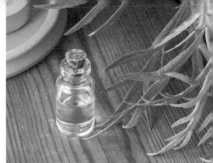

洋艾 │ Wermut（**Artemisia absinthium**）

　　洋艾是聖賀德佳所介紹的香藥草中最著名和最廣泛被使用的藥材之一，她認為此香藥草非常有效，適用於許多領域。

　　它以四種藥物製劑的形式被使用：

- 洋艾藥飲
- 洋艾藥膏
- 洋艾橄欖油
- 洋艾馬鞭草葡萄酒

洋艾藥飲（Dec. absinthii c.mel.）

　　洋艾藥飲具有極廣泛的作用頻譜，剛開始即會令人感到驚訝，甚至是令人感到錯愕！醫學上，耳熟能詳的還有其他能夠廣泛促進全方位身心靈健康的方法，例如：在新鮮空氣下的每日活動、適度運動和健康飲食。同樣包括了香草藥配方，這些配方可以針對多種器官系統，具有預防和促進的效果。

應用領域：

作用範圍擴及到各個器官系統：

- 強化作用
- 心情
- 腎臟
- 內臟

聖賀德佳寫道

洋艾屬十分熱性的植物，擁有很強的療效，是對抗所有類型疲勞的最佳良方。
將新鮮的洋艾磨碎，用布擰出它的汁液，放進煮熱的酒和蜂蜜中，讓上述的汁液滲透到葡萄酒與蜂蜜中，五月到十月，每隔三天，空腹冷飲它，如此可以抑制腎臟疼痛（也就是「腰部疼痛」）、鬱悶、明目、強心、預防肺部變衰弱、暖胃、清理臟腑，並有助於良好的消化。（PH, 第101頁）

注意事項

根據聖賀德佳的
說法，只能夠採
收開花前的洋艾
嫩葉，因為在此
之後，洋艾會生
長出具毒性的側
柏酮。如果要購
買已經製作好的
現成洋艾藥飲，
要注意瓶上是否
標示採收和榨汁
時間，如果沒有
提供這些的訊
息，就不要使用
它。

- 胃腸道
- 眼睛
- 肺

- 促進消化
- 心

由於所提到的部位很多，以下是應用領域的各別描述。

應用範圍──強化虛弱和疲憊的狀況

從五月初到十月底飲用洋艾藥飲，可以預防感染和強化器官，這是眾所周知的。「洋艾保養藥飲」這個名詞似乎比常用的「五月保養藥飲」或「春季保養藥飲」更適合，因為飲用的時間一直延伸到秋季為止。

 製備：將 500 毫升葡萄酒和 50 公克蜂蜜相混合，熬煮 5 分鐘，然後加入 15 毫升的春季洋艾汁。

劑量：每天早上，空腹服用 1～2 湯匙，每 3 天 1 次。
每 3 天 1 次，清晨空腹服用。這意味著，中間有 2 天的休息時間。

持續時間：五月初至十月底。這種治療可以每年重複。

臨床經驗：在臨床工作中，同時開立洋艾藥飲和浮萍香草藥飲平行服用，總是顯示出好效果。結果證明以下是明智的做法：喝洋艾藥飲的早晨，就不喝浮萍香草藥飲，意思是說：在第一天和第二天早上服用浮萍香草藥飲，第三天早上喝洋艾藥飲。

應用範圍──腎臟

- 腎臟不適
- 腎功能差

　　洋艾藥飲療法支持腎功能，可作為預防性措施。這是一帖能夠很有效地排出多餘組織水份的藥飲。（有關腎臟的功能性受限（Einschraenkung），請參見第 3.3.3 章 腎臟）

應用領域──心情

- 悲傷
- 憂鬱
- 情緒低落

　　俗話說：洋「艾」抗「哀」傷，洋艾藥飲對悲傷和沮喪的情緒有療癒的作用。我們今天仍然認識聖賀德佳所使用的這個詞 Melancholie──憂鬱，我們會說一個人很憂鬱（Melancholisch）。此外，還有其他詞可以說明這種鬱症，分別是：悲傷、憂鬱、受到壓抑的心情。俗話說：「他的膽變黑了」，這很明顯地表達了情緒和肝膽功能變化的關係。（請參見第 3.3 章 新陳代謝）。在治療上，這個說法幫助我們作了下列的轉譯：肝臟膽囊的活動透過洋艾藥飲受到刺激與幫助，促進了必要的膽汁分泌，因此病人經驗到，透過此一藥飲療程，他的心情再度 獲得改善。

應用範圍──小腸和胃腸道

- 胃部不適
- 腸道不適
- 腹部脹氣
- 飽腹感
- 促進消化

　　聖賀德佳的說法是：「它可以暖胃 、清腸並且促進消化」。這是（至少部分是）因為洋艾中的苦味物質，有其益處

以及有治療上的重要性，因而被重新發現。多年來人們傾向於排除掉存在於食物中，尤其是沙拉與蔬菜中的苦味物質，因此洋艾的重要性被忽略。

　　洋艾藥飲的治療潛力尚未完全被解釋清楚，因為它除了洋艾個別的療效之外，還包括了熬煮葡萄酒、蜂蜜與洋艾汁的過程，此過程會出現化學藥理化合物，這些都還有待進一步研究。

應用範圍──眼睛

- 水晶體混濁（白內障）
- 眼睛混濁
- 老花眼

　　洋艾藥飲療程讓眼睛有了變化，治療後的反應良好，它影響了白內障和老花眼，原來需要使用老花眼鏡的病患，將眼鏡擱置一旁了。

應用範圍──心肺

- 預防感染　　• 強心

　　一開始，這療程對心臟和肺臟沒有明顯的好效果。1～2年後，病人才在回顧總結中提到，他們發現服用洋艾藥飲後，冬天很少或根本沒有出現因流感病毒或其他病原體引起的上呼吸道嚴重感染，即使生病，整個療程通常很明顯地比過去溫和得多。

洋艾藥膏

應用領域：

- 風濕病
- 痛風
- 關節不適
- 頸部疼痛
- 背痛
- 肩痛
- 膝蓋痛
- 髖部疼痛（huefteschmerzen）

　　脊椎的不適症狀（尤其是頸部和腰部）和關節不適症（特別是肩部、臀部和膝蓋部位），此兩者是除了風濕病外，找家庭醫生最常見的原因。我們非常能夠理解，很多患者的最大心願是─找到一種有效的藥膏。針對以上的不適症狀，最常開立的聖賀德佳藥方，就是這帖備受推崇的洋艾藥膏。

 製備：使用這種「骨頭和關節藥膏」時，只要輕輕將藥膏擦在疼痛的背部區域和關節部位即可。可以先用熱水袋在此部位熱敷或是使用遠紅外線（Rotlicht）照射患處部位，以增加藥膏的有效性。

 劑量：每日 1～3 次揉搓該處。

 持續時間：1～2 週。

　　若是慢性疼痛，可以持續使用此藥膏數個月之久。在使用 1～2 週後，如果沒有改善，（如果是慢性不適症狀 4 週後不見改善），應改用月桂藥膏，此為明智的作法。

聖賀德佳寫道

將它的汁液倒進橄欖油中，將其裝入玻璃容器裡，油的份量淹過汁液兩倍之多，放在太陽下溫熱，保存超過至少一年。如果有人胸部或胸部周圍感到不適，因此而咳嗽時，將它擦在胸前。如果有人側邊（腰部Flanken）疼痛，可以塗抹在患處，它可以從裡而外治癒這個人。（PH，第101頁）

注意事項

在聖賀德佳的描述中，她並沒有特別提到腎臟，而是提到側邊（Flanken）。從今天的醫學來看，我們知道外部身體區域和內臟部位有連結，例如：皮節（Dermatomen）。附加的解釋性文字「它從裡到外治癒這個人」，指出在塗抹側邊（腰部Flanken）時，同時支持了腎功能。

洋艾橄欖油（Ol. Absinthii-olivae）

應用領域：

- 咳嗽／支氣管炎（即使是兒童也可使用）
- 側邊的背痛（Seitlicher Rueckenschmerzen）
- 協助腎臟

應用範圍——支氣管炎

洋艾橄欖油用於治療因感染引發的咳嗽，已被證明有效，並且適用於兒童，它可以解決乾咳，喉癢想咳嗽的衝動也會減輕。由於它在極少數情況下會出現皮膚過敏，因此應該先在胸部一小塊區域試擦，如出現過敏就得要禁止下一步的使用。

用量：每天 2～4 次，擦在患者胸部約一掌大的面積，或者在強烈咳嗽時，在左右兩側的胸骨旁塗抹一層，一直到改善為止。

持續時間：3～7 天。

應用範圍——治療側邊背痛和支持腎功能

劑量：在背部側邊疼痛的區域，每日擦 1～2 次，最好兩側都擦。

持續時間：1～2 週，直到疼痛消除。

處理不適症狀其實更要先維持好腎功能，那麼每天使用

1 次，持續使用 5～7 週，是有意義的。

洋艾馬鞭草葡萄酒
（**Artemisia absinthii-Verbena**）

應用領域：

- 牙痛
- 牙根發炎

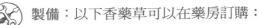 **製備**：以下香藥草可以在藥房訂購：

50 公克洋艾（Herba absinthii）和 50 公克馬鞭草（Herba verbenae off.）。

將 ½～1 湯匙洋艾和 ½～1 湯匙馬鞭草放入 3～5 湯匙葡萄酒中，煮 3～5 分鐘後，過濾並加入少許蔗糖。

劑量：晚上與白天，一整天平分數次，一口口啜飲。

持續時間：2～3 天，症狀應該會緩解，之後治療可以持續一週。

聖賀德佳寫道

因腐敗性的血液……而牙痛的人，應在裝有上好葡萄酒的新鍋中加入等量的洋艾和馬鞭草下去熬煮，之後用布過濾此葡萄酒，並且加入些許糖，然後飲用它。……飲用這混合了上述香藥草的葡萄酒，可從內部潔淨分布在牙齦中的靜脈血管。（PH，第 102 頁）

注意事項

洋艾馬鞭草葡萄酒也可以做成熱敷包放置在下巴（應用程序，請參見第七章 包紮、外敷包和敷墊）。這帖洋艾馬鞭草葡萄酒與熱敷包，可以輔以歐前胡葡萄酒，有相得益彰之效果。（PH，第 140 頁）。

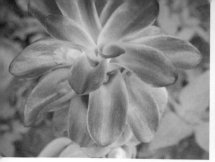
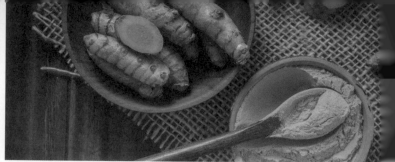

莪朮 ｜ Zitwer（Zedoaria）

「莪朮屬適中溫性，內含強大力量。」（PH, 第32頁）它可用於各種原因引起的顫抖，當然應該要由醫生做過檢查與評估後再使用。

莪朮－高良根－蜂蜜－葡萄酒
（Dec. zedoriae-galangae c. mel.）

應用領域：

- 顫抖
- 帕金森氏症
- 不寧腿

 製備：20公克切成薄片的莪朮根部（Rhiz. zedoaria）

15公克高良薑根切片（Rhiz. galgangae）

½公升葡萄酒

30公克蜂蜜

放在一起熬煮5分鐘後過濾，趁熱裝到乾淨且用熱開水燙過的瓶子中。

 劑量：每天2～3次，每次趁熱喝1～2湯匙。

 持續時間：4～8週。

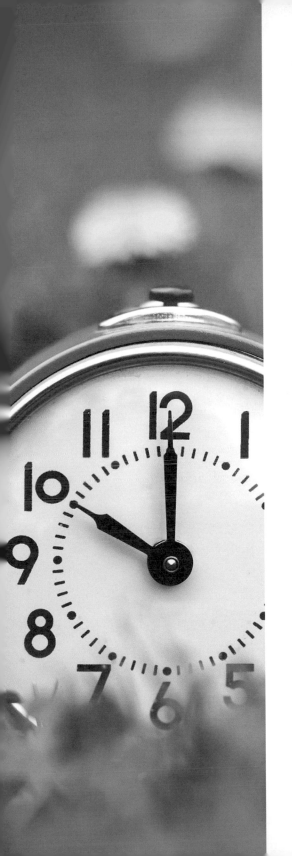

5

常見疾病的
快速救援

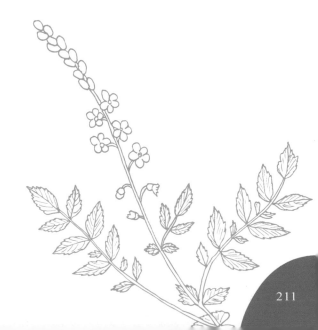

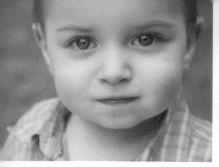
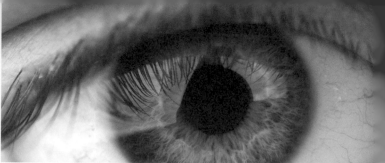

5.1 眼睛不適

談到眼部疾病，聖賀德佳會區分發炎症或是眼睛混濁與昏暗。

本節中所提到的香草藥配方可用於治療炎症，尤其是歐前胡，也可以使用西班牙甘菊。

基本上，混濁和昏暗的眼睛可以與白內障劃上等號。從聖賀德佳的角度來看，這是由代謝廢物與不良或變質的體液引起的（請參見第 3.3 章 新陳代謝）。在選擇正確的治療方法和配方時，重要的指標在於──必須要考慮同時存在的其它器官系統的不適症。

5.1.1 青光眼

針對眼睛混濁，聖賀德佳使用黃金托帕石、香菫菜油和無油葡萄藤滴露作為醫治配方，眼睛混濁也可以被理解成是針對青光眼的指示，因為在聖賀德佳的時代，白內障和青光眼之間的區別還不是那麼明顯。不過，在臨床工作上，她針對以上兩種眼部疾病所提出的配方都是有效的。在自然療法中，治療青光眼必須要伴隨眼科的檢查，以避免損傷視神經。黃金托帕石白葡萄酒的成效很好，再則可以嘗試使用香菫菜油，第三使用無油葡萄藤滴露。

5.1.2 眼睛和肝臟

從自然療法的角度來看，肝功能和眼睛之間存在器官間的關係，聖賀德佳在她的文本中提到：

「當這些體液⋯⋯受到了不當的刺激之後，觸及到肝臟的

血管……它們的水分就會減少……因此，它們使人變得乾燥，讓人生病。此人身體內的水分乾涸、中毒，並且上升到大腦裡，引起頭痛和眼痛。」（LDO, 第 96 頁）

　　這種內在聯繫在許多眼疾中得到證實。針對治療眼疾，這意味著：支持肝臟，也可以間接地治療眼睛。此外，聖賀德佳溫和的微量清血法作為迷你放血，可以為眼睛的微血管帶來緩解。（請參見第 3.4 章 聖賀德佳的的血液淨化法）

　　最重要的配方是：

- 土木香葡萄酒
- 西班牙甘菊根粉
- 生薑粉
- 普列薄荷
- 甘草根
- 香菫菜油

- 白水晶
- 茴香
- 風輪草（Bohnenkraut）
- 無油葡萄藤滴露
- 黃金托帕石白葡萄酒
- 洋艾藥飲

土木香葡萄酒

任何患有肺部不適症的人……「土木香葡萄酒」去除他的肺部毒素（即膿液），並抑制偏頭痛，潔淨眼睛。

- 肺部不適症引起的眼睛混濁
- 肺部不適症引發的水晶體混濁（白內障）
- 肺部疾病伴有帶膿的粘液形成（伴隨）
- 支氣管炎／咳嗽伴有帶膿的痰（特別是黃色痰或綠色痰），同時伴隨著頭痛（側邊或偏頭痛／頭痛傾向，或半邊的頭痛）

白水晶

眼睛變昏暗的人……「白水晶」從眼睛裡逐出不良體液……和混濁的水分。

- 眼睛混濁（伴隨著甲狀腺功能障礙）
- 水晶體混濁（白內障）（伴有甲狀腺功能障礙）

西班牙甘菊　*產生純淨的體液……使他的眼睛變明亮……因為它逐出不良的體液。*

- 眼睛混濁
- 水晶體混濁（白內障）
  ⇨ 經常使用。

茴香　*茴香……減少……不良的痰液（粘液）和腐敗物，……讓人的眼睛看得更清楚。*

- 眼睛混濁
- 排毒
- 口臭（Foetor）
  ⇨ 做為配套的支持。
- 水晶體混濁（白內障）
- 毒素排放

生薑粉　*若有人的眼睛已經潰爛，即化膿、潰瘍並且眼睛混濁。*

- 眼部潰瘍（伴有眼睛混濁）
- 眼睛化膿

風輪草　*風輪草……使人……快樂，食用後還可以治癒並清潔眼睛。*

- 眼睛混濁
- 悲傷／情緒低落導致的水晶體混濁（白內障）

普列薄荷　*讓你的眼睛清澈明亮。*

- 眼睛混濁
- 胃部問題引起的水晶體混濁（白內障）

當眼睛變暗時……它讓眼睛變得清晰明亮。

- 眼睛混濁
- 水晶體混濁（白內障）
  ⇨ 經常使用。

無油葡萄藤
滴露

甘草……使（人的）心變得溫和柔軟，使（人的）眼睛明亮，使胃部變軟，變得好消化。

- 眼睛混濁
- 水晶體混濁（白內障）
  ⇨ 為配套支持。

甘草根

當眼睛變昏暗時

- 眼睛混濁
- 水晶體混濁（白內障）
- 視力差
- 老花眼
- 眼壓升高（青光眼）

黃金托帕石－
白葡萄酒

它會驅散眼睛的昏暗。

- 眼睛混濁
- 水晶體混濁（白內障）
- 飛蚊症（Mouches volantes，看到黑點或蚊子）
- 視力障礙
  ⇨ 經常使用。

香菫菜油

使眼睛明亮。

- 水晶體混濁（白內障）
- 眼睛混濁
- 老花眼
- 飛蚊症（Mouches volantes，看到黑點或蚊子）
- 視力障礙
  ⇨ 經常使用，尤其是預防性的。

洋艾藥飲

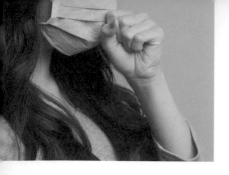
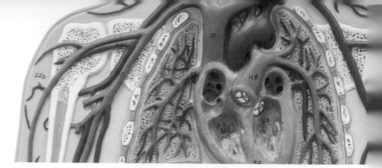

5.2 支氣管炎、咳嗽

在寒冷潮濕的季節，支氣管和肺部疾病是尋求醫療幫助的常見原因。下列的聖賀德佳藥方已多次證明其適用性，含急性與慢性疾病。對於後者，支持心臟的藥方通常是非常有益的，因為心臟必須泵血以抵抗增高的肺阻力。如果有炎症，這種結合了支持肺部的藥方和聖賀德佳消炎配方的組合，證實了它的有效性。

最重要的配方是：

- 縷斗菜蜂蜜
- 歐夏至草茴香蒔蘿葡萄酒
- 西班牙甘菊根粉
- 歐洲木莓－西班牙甘菊－神香草－奧勒岡藥飲（簡稱：歐洲木莓藥飲）
- 高良薑根粉泡水
- 對開蕨（蕨類）藥飲
- 圓葉當歸－鼠尾草－茴香－葡萄酒
- 肺草（葉）茶
- 扁桃仁果
- 龍芽草
- 白蘿蔔粉
- 洋艾藥飲
- 土木香葡萄酒
- 肺草（葉）葡萄酒
- 歐前胡
- 艾菊粉
- 洋艾橄欖油

樓斗菜蜂蜜

誰若吐出很多痰液（粘液）……它可減少（他的）痰液，並且潔淨他。

- 上呼吸道粘液分泌
- 咳嗽／支氣管炎（伴有大量粘液分泌）
- 感冒流鼻涕／鼻竇刺激／炎症（伴有大量粘液分泌）

  ⇨ 經常使用。

土木香葡萄酒

任何有肺部問題的人……土木香去除（他）肺部的毒素（即膿），抑制半邊頭痛和淨化眼睛。

- 肺部疾病（伴有膿性粘液的形成）（輔助）
- 支氣管炎／咳嗽（伴有膿的咳痰，特別是黃色或綠色），同時頭痛（一側或偏頭痛／頭痛傾向／半邊頭痛）

歐夏至草尚香蒔蘿葡萄酒

誰若咳嗽，咳嗽就會停止。咳嗽來自……肺和肝的疾病……蒔蘿可以止咳。

- 咳嗽／支氣管炎（伴有痰液）
- 肝臟代謝不良時的咳嗽／支氣管炎

西班牙甘菊根粉

經常吃西班牙甘菊可以驅走……胸膜炎……和……由此人身上驅走疾病。

- 支氣管炎
- 胸膜炎
- 感冒流鼻涕／鼻竇刺激／炎症（伴隨著粘液分泌）

  ⇨ 經常使用。

歐洲木莓藥飲　如果肺部有問題，從胸腔中咳嗽⋯⋯肺部會恢復健康，肺部會排出粘液⋯⋯如此混合的（成分）減少肺和胸部的腐敗物。

- 咳嗽／支氣管炎（持續性）
- 咳嗽／支氣管炎（痰多粘稠難溶）
  ⇨ 經常使用。

高良薑根粉
泡水　一個人（應該）將它⋯⋯放入泉水中喝。

- 發燒
- 感染
- 感冒感染
- 流感（類流感的感染）
  ⇨ 經常使用。

對開蕨（蕨類）
藥飲　它有益於肝臟，清潔肺部，治癒內臟疼痛並去除體內的腐敗物和黏液。

- 伴有腹部不適的咳嗽／支氣管炎
  ⇨ 經常使用。

圓葉當歸－
鼠尾草－
茴香－葡萄酒　當有人從胸腔咳嗽時⋯⋯首先那裏會不適⋯⋯（它）消解病態體液的渣滓⋯⋯好似有人解放被束縛的人的枷鎖。

- 長期咳嗽／長期支氣管炎

肺草（葉）茶　當不良和發臭的體液朝大腦發送有害的煙霧時⋯⋯，大腦將這些煙霧引導到肺部，使肺部疼痛⋯⋯肺部在很多方面會因為心臟疼痛和胃部的溫暖而被削弱了力量。

- 流鼻涕的咳嗽／支氣管炎

- 咳嗽／支氣管炎（伴有鼻竇刺激）
  - 咳嗽／支氣管炎（感覺疼痛）
  - 心臟引起的咳嗽／心臟虛弱引起的咳嗽

若有人肺部腫脹，引發咳嗽，幾乎無法呼吸。　　**肺草（葉）葡萄酒**

- 咳嗽／支氣管炎（伴呼吸困難／氣短）
- 氣喘難以呼吸
- 支氣管哮喘
- 阻塞性支氣管炎（呼吸困難的支氣管炎）
- COPD（慢性阻塞性肺病）

任何肺部虛弱的人……它們會給肺部力量。　　**扁桃仁果**

- 肺部虛弱
- 肺部疾病（傾向於）
- 支氣管炎傾向
  ⇨ 為配套支持。

任何發燒（發炎）的人。　　**歐前胡**

- 上呼吸道感染
- 肺炎（伴隨）
- 粘液分泌物（特別是黃色或綠色，並伴有頭部壓力）
  ⇨ 經常使用。

- 支氣管炎
- 感冒／鼻竇刺激／炎症

誰……因臟腑有病而吐痰與黏液（Schleim und Phlegma），以及胃寒。（PH, 第 149 頁）　　**龍芽草**

- 咳嗽／支氣管炎（伴有大量粘液和胃腸功能虛弱或對胃寒敏感（Magen-Kaelteempfinglichkeit）

▪ 感冒／鼻竇刺激／炎症（伴有大量粘液分泌和胃腸功能障礙或對胃冷敏感）

艾菊粉　　*如果你患乾咳……是因為乾燥和內潰瘍引發咳嗽……如此，使這個人排出咳痰中的污垢……。此人即會好轉。*

▪ 乾咳／支氣管炎（無痰）

▪ 年齡較大的兒童和成人的百日咳（百日咳）（輔助）

白蘿蔔粉　　*凡是……痰多的人都應該把白蘿蔔磨成粉……它會驅逐痰液……如果你……注意到食用白蘿蔔後產生一種臭氣……是因為，它驅除人們身上的不良體液和惡臭。*

▪ 上呼吸道粘液

▪ 咳嗽／支氣管炎（伴有大量粘液分泌）

▪ 感冒流鼻涕／鼻竇刺激／炎症（伴有大量粘液分泌）

洋艾藥飲　　*如果有人胸部裡或胸部周圍感到不適，因而咳嗽。*

▪ 咳嗽／支氣管炎（也適用於兒童）

洋艾橄欖油　　*不讓肺部虛弱。*

▪ 補品

▪ 感染預防

　⇨ 經常使用，尤其是預防性的。

請參見第 12.1 章 從 A 到 Z 的疾病和不適症。

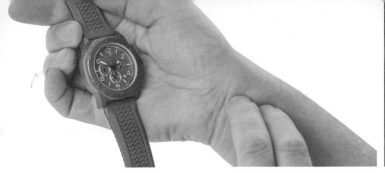
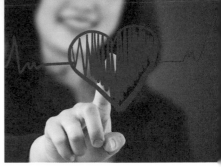

5.3 心臟－循環－不適症

心臟不僅僅是在循環中推動血液流動的機械泵。它也參與荷爾蒙的供應，自古被稱為靈魂之所在地。聖賀德佳談到「舉心面向天主」，「心的奉獻」（LDO, 第 25 頁），其中「以開闊的心胸，默想天主的大能」（LDO, 第 43 頁），但也來自「衷心地懺悔」（LDO, 第 46、50 頁）。

聖賀德佳修女的藥方和食譜考慮到器質性和情緒性以及心靈面向的不適。如果血管有鈣化現象（動脈硬化），減少肉類的消費，甚至要完全避免食用豬肉和豬油是必不可少的飲食建議，這是聖賀德佳自然療法的基石，也是自然療法的一部分（請參見第 8 章 聖賀德佳的營養）。根據聖賀德佳的說法，每年得進行一次血液淨化作為排毒（Entlastung），即，所謂的迷你放血。（請參見第 3.4 章 聖賀德佳的血液淨化法）

最重要的配方是：

- 蘆薈－沒藥－樟腦－莴苣粉（莴苣複方粉）
- 白水晶水
- 白蘚根粉末
- 生食栗子果仁
- 龍膽根粉
- 茴香－高良薑－白蘚－山柳菊複方粉
- 高良薑錠／粉

- 山柳菊粉
- 紅碧玉
- 毛蕊花
- 肺草（葉）茶
- 辣根高良薑根粉
- 肉荳蔻粉
- 肉荳蔻、肉桂和丁香精力餅乾
- **橄欖樹（樹葉－樹皮）藥膏**
- 牻牛兒苗－西班牙甘菊－肉荳蔻－複方粉末（牻牛兒苗複方粉末）
- 歐芹蜂蜜葡萄心露（簡稱歐芹心露）
- 老鸛草－普列薄荷－芸香粉
- 洋艾藥飲

萵苣複方粉　　*如果你很虛弱，那麼⋯⋯它會增強你的力量，就像太陽照亮陰鬱的一天。*

- 循環虛弱
- 循環不適
- 有暈厥的傾向
- 虛弱狀態
  ⇨ 經常用到。

白水晶水　　*如果你心臟疼痛。*

- 心臟不適（尤其是在甲狀腺功能障礙的情況下，可以同時輔助）。

心臟不適的人。　　　　　　　　　　　　　　　　　　**白蘇根粉末**

- 心臟／冠狀動脈的動脈粥樣硬化（冠狀動脈硬化）

若有人心臟不適，使得心臟無法像（平常的）力量作服務，因　　**生食栗子果仁**
此感到有傷心的情緒……增強力量……重拾喜悅。

- 心臟病後悲傷

  ⇨ 用於伴隨治療。

若有人……心臟如此疼痛，好似無法留在原處（幾乎無法掛在　　**龍膽根粉**
原來的繩子上）……

- 心臟疼痛帶著上面描述的感覺

它增強病人的力量。　　　　　　　　　　　　　　　　**茴香－**
　　　　　　　　　　　　　　　　　　　　　　　　　高良薑－
- 強化心臟　　　　　　　　　　　　　　　　　　　　**白蘇－山柳菊**
- 支持健康（一般）　　　　　　　　　　　　　　　　**複方粉**
- 強化病人的力量（一般）

高良薑……具有豐富的療效……若有人患有心臟疾病和因心臟　　**高良薑錠／粉**
問題感覺快要昏厥。

- 心臟不適
- 循環無力（低血壓）
- 由於缺氧導致注意力不集中
- 因心臟虛弱而容易暈倒
- 因疲倦導致循環無力
- 循環障礙
- 心臟／冠狀動脈的動脈粥樣硬化
- 冠狀動脈硬化

  ⇨ 經常使用。

山柳菊粉　　　*山柳菊……增強……心臟。它減少了壞體液，它們凝聚在一處。*

- 心臟／冠狀動脈的動脈粥樣硬化（冠狀動脈硬化）
  ⇨ 總是與高良薑一起使用。

紅碧玉　　　　*當在心臟……有痛風的體液風暴升起……把紅碧玉放在那個地方……直到那裡變熱為止。*

- 心臟病突發
- 心煩意亂
- 心悸（由器質性和情緒性原因引起）
- 無需心臟病治療的心律失常

毛蕊花　　　　*若有人心臟無力又悲傷。*

- 心臟無力伴隨著悲傷

肺草（葉）茶　　*肺部在很多方面會受到心臟疼痛和胃部溫暖的影響，因而被削弱了力量。*

- 心臟性咳嗽（＝心臟虛弱引起的咳嗽）
- 右心室無力（伴隨著咳嗽）
- 心臟無力導致咳嗽（原發性心臟無力）

辣根高良薑根粉　　*若有人心臟不適……也有肺部不適。*

- 慢性肺病的心臟支持（慢性支氣管炎、肺氣腫、COPD、支氣管哮喘）

肉荳蔻粉　　　*肉荳蔻……打開……他（她）的心門，淨化他（她）的感官，帶來……好心情。*

- 開心（意指情感上的封閉）

平息你內心的每一個苦澀，打開你的心扉與麻木感。

- 苦澀、麻木（退縮／抑鬱心情）或悲傷的心情以及「打開心扉」

肉荳蔻、肉桂和丁香精力餅乾

如果有人心臟……有痛風引起的不適。

- 伴有痛風或風濕病的心臟問題，或與「同情」主題相關的議題

橄欖樹（樹葉－樹皮）藥膏

若有人心臟不適，應該把這種粉末配麵包一起吃，或者放在手掌上，不配麵包而舔此粉末。

- 心臟功能障礙（尤其是急症，受到感染）

牻牛兒苗複方粉末

如果你的心臟疼痛。

- 心臟不適
- 心臟無力（心力衰竭，輕度）
- 水腫（腫脹），輕微（伴有心臟功能不全）
- 慢性肺病的心臟支持（慢性支氣管炎、肺氣腫、COPD、哮喘等）
  ⇨ 經常用到。

歐芹心露

若有人心臟不適，而且總是悲傷。

- 心臟不適並且帶有持續悲傷／抑鬱情緒

老鸛草－普列薄荷－芸香粉

洋艾藥飲……增強心臟。

- 一般用於強化心臟

洋艾藥飲

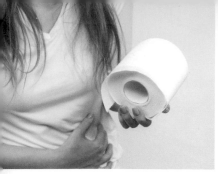
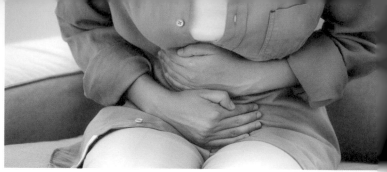

5.4 胃、腸道和消化道不適

　　消化道不適是來接受自然療法治療的常見原因。很多時候，這些問題無法用傳統西醫的檢查來加以解釋（請參見第3.5章 腸道——具有多種任務的器官，第3.3章 新陳代謝和第3.3.1章 排毒／解毒。這些章節敘述了肝臟的重要作用。）

　　通常在處理完消化——代謝後，一般的狀況和其它的不適症狀就會獲得改善。因此，會請患者注重營養，營養不僅會影響腸道，也為整個生物體必備的建築材料提供了生物學上良好的形式。

最重要的配方是：

- 熊茴香－高良薑－甘草－風輪草－蜂蜜－梨（簡稱熊茴香複方粉蜂蜜梨）
- 白水晶水
- 琥珀水
- 西班牙甘菊粉
- 栗子果仁－甘草－歐亞多足蕨複方
- 茴香
- 茴香－高良薑－白蘚－山柳菊複方粉
- 洋車前籽（種子）
- 對開蕨（蕨類）藥飲
- 山茱萸果實

- 小白菊
- 普列薄荷（-Mint）
- 牛腳湯／小牛腳湯
- 甘草根
- 銀冷杉軟膏
- 洋艾藥飲

溶解所有的壞體液……從而淨化人們，就像盤子上的污垢被洗乾淨了。

- 支持腸道菌叢
- 支持代謝
- 排毒
- 消除毒素
  ⇨ 經常使用。

**熊茴香複方粉
蜂蜜梨**

任何人……胃部或腹部某處疼痛……它會讓他……胃部和腹部得到緩解。

- 胃部不適
- 腹部不適
- 腸道不適
  ⇨ 為配套支持。

白水晶水

胃部嚴重不適的人。

- 胃病（嚴重的不適）
- 胃部受到刺激（Reizmagen）
- 胃黏膜受到刺激
- 胃粘膜發炎（胃炎）
  ⇨ 常用於輔助支持。

琥珀水

西班牙甘菊粉　　　為那些經常吃它的人提供良好的消化。

- 刺激消化
- 減少腐敗物（分解代謝「廢物」）
  ⇨ 經常使用。

栗子果仁－　　　針對胃痛的人……它會清潔他們的胃，暖胃和強胃。
甘草－歐亞多
足蕨複方

- 胃部不適
- 腸胃不適
- 胃黏膜受到刺激
- 胃壁發炎（胃炎，傾向或預防）
- 胃潰瘍（Magenulcus）（傾向或預防）
  ⇨ 經常用到。

茴香　　　　　　然而無論如何食用它……（它）帶來……良好的消化……減
少……腐敗物。

- 排毒
- 消除毒素
- 腸道不適
- 消化刺激
  ⇨ 為配套支持。

茴香－高良薑－　　它促進消化。
白蘇－山柳菊
複方粉

- 消化刺激

洋車前籽（種子）　- 便祕

它有益於肝臟……治癒疼痛的內臟，去除內部腐敗物和粘液。

對開蕨（蕨類）藥飲

- 胃部不適
- 腸道不適
- 胃刺激（Reizmagen）
- 腸躁症（Reizdarm）
- 腹部脹氣
- 上腹部不適
- 肝臟代謝虛弱
- 消化過程中交替出現腹瀉與便祕
- 減少腐敗物（請參見第 3.3.1 章 排毒／解毒）
- 消除毒素
- 排毒
- 服用抗生素後的腸道菌叢支持（共生控制／微生物組）
- 支氣管炎同時伴有腹部不適
  ⇨ 經常使用。

清潔和強化健康以及生病的胃部，幫助人們獲得健康。

山茱萸果實

- 胃部不適
- 支持健康
  ⇨ 為配套支持。

受刺痛之苦的人。

小白菊

- 腸道問題
- 內臟不適

它可以清潔你的胃。

普列薄荷（-Mint）

- 眼睛／水晶體混濁（白內障）併胃部不適

牛腳湯／小牛腳湯	*如果有人……胃有問題。*

- 胃病（伴隨骨痛／骨質疏鬆症／骨折〔Fraktur〕）

甘草根　　*甘草……使……他的胃變軟，便於消化。*

- 胃黏膜受刺激
- 胃部消化無力（萎縮性胃炎）
- 伴隨著眼睛和心靈的不適（PH, 第 182 頁）

銀冷杉軟膏　　*如果有人胃部不適……。*

- 胃部不適
- 胃部受刺激
- 打嗝
- 腹部脹氣
- 食物不耐受
- 飽腹感
- 消化系統障礙，導致交替性的排便，由便祕到腹瀉
- 脾臟不適
- 胰腺功能障礙
- 糖尿病（Diabetes mellitus）（輔助性）

洋艾藥飲　　*暖胃，清腸，助消化。*

- 胃部不適
- 腸道不適
- 腹部脹氣
- 飽腹感
- 促進消化
  - ⇨ 經常使用，尤其是作為預防措施。

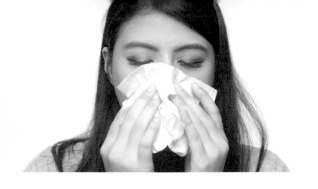
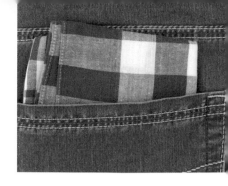

5.4 鼻竇刺激／炎症，流鼻涕

　　鼻竇共有四對，兩兩互相配對，其中部分在生長過程中即發育完成。最著名的是額竇和上頜竇，鼻後部則是篩竇和蝶竇。有炎症時，他們的分泌物會以流鼻涕的形式向外排出或者流入喉嚨。第二種情況是，分泌物不是被清除或排出，就是進一步下沉到支氣管。此分泌物會引起咳嗽或支氣管炎。在這種情況下，第5.2節 支氣管炎，咳嗽 中所提到的配方是有用的。如果分泌物不能夠流出，其結果就是鼻塞（Stockschnupfen），甚至強烈的鼻竇疼痛。

　　最重要的配方是：
- 耬斗菜蜂蜜
- 西班牙甘菊
- 紅碧玉
- 歐前胡
- 龍芽草
- 牻牛兒苗－西班牙甘菊－肉荳蔻－複方粉末（簡稱：牻牛兒苗複方粉末）
- 艾菊粉
- 白蘿蔔粉

耬斗菜蜂蜜　　*誰吐出很多痰（粘液）……（它）緩解了此人的痰量並潔淨他。*

- 感冒流鼻涕（伴有大量粘液分泌）
- 鼻竇受刺激／炎症（伴隨著大量的粘液分泌）

西班牙甘菊　　*（若有人）的頭部有很多黏液……它……減少他頭部的粘液，因為粘液通常來自不當的體液。*

- 有粘液形成的感冒
- 鼻竇受刺激／炎症（伴隨著粘液的形成）
  ⇨ 經常使用。

紅碧玉　　*任何感冒流鼻涕的人……而且頭部的體液會更加……容易消解。*

- 感冒流鼻涕
- 鼻塞（Stockschnupfen）

歐前胡　　*若有人（發炎），無論是哪一個類型的。*

- 感冒伴有粘液分泌物（尤其是黃色或綠色的痰）和／或 頭部壓力
- 鼻竇受刺激／炎症（伴隨有粘液分泌，特別是黃色或綠色痰液）和／或 頭部壓力
  ⇨ 經常使用。

龍芽草　　*若有人……因臟腑有病，而有痰液與許多黏液要排泄和吐出，又有胃寒。*

- 伴有大量粘液分泌的感冒，以及胃腸功能不足或胃冷敏感
- 鼻竇刺激／炎症伴隨著粘液大量分泌，以及胃腸功能不足或胃冷敏感

若有人患感冒流鼻涕⋯⋯感冒流鼻涕會更容易、更溫和地退去並迅速消失（和）⋯⋯擊退讓人生病的體液。

牻牛兒苗複方粉末

- 感冒流鼻涕
- 鼻塞（Stockschnupfen）
- 鼻竇刺激／炎症

  ⇨ 經常使用。

任何感冒咳嗽的人。

艾菊粉

- 感冒（帶有因喉嚨分泌粘液而引起的咳嗽）
- 鼻竇刺激／炎症（伴隨著因喉嚨分泌粘液引起的咳嗽）

若有人⋯⋯身上有很多痰液⋯⋯它讓人把痰咳出來⋯⋯若有人⋯⋯吃白蘿蔔後發出臭味⋯⋯這是來自壞體液，白蘿蔔逐出人身上的惡臭。

白蘿蔔粉

- 上呼吸道有黏液積聚
- 感冒伴有大量粘液分泌
- 鼻竇刺激／炎症伴隨著大量粘液分泌

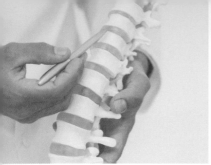
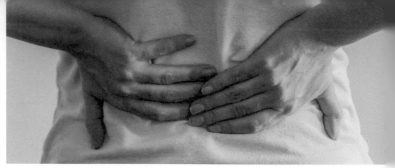

5.6 風濕病、痛風、關節和背部不適

5.6.1 風濕病

　　風濕類型的臨床表現包括各種主訴的症狀。這些病症可能有不同的病因，也許只是非常輕微的症狀，但也可能會導致病人受到相當大的限制。「風濕病」一詞源自希臘語，意思是「流動」。任何曾經看過因沉積物導致關節增厚的人，會很容易理解此一命名。此外，風濕病患者經常報告，他們的疼痛會遊走在不同的關節。

　　經驗醫學的新研究結果表明風濕病與飲食習慣之間存在明確的關係。這位修道院修女早在 850 多年前就知到這點。針對此她特別提到豬肉。從自然療法的角度來看，完全避免豬肉脂肪和豬肉，以及由它製作成的香腸和火腿也是很有必要的，因為它們會促進或可能造成炎症和沈積物的形成（請參見第 8 章 聖賀德佳的營養學）。至於，避免關節沉積物，另請參見第 3.4 章 聖賀德佳的的血液淨化法。

5.6.2 痛風

　　聖賀德佳使用「痛風 Gicht」一詞而不是「風濕病 Rheuma」。痛風這詞，她也將它用於其他不適症狀（PH，第 177 頁）。今天，只有由尿酸升高引起的疾病才被稱為痛風。尿酸結晶是引起痛風和急性痛風發作的原因，典型症狀特別明顯表現在第一蹠骨關節，但這不是唯一受影響的區域。通過現代電腦斷層掃描的特殊檢查，尿酸結晶可以在各個關節和肌腱中顯示出來，呈現出增厚和疼痛。這些晶體甚至存在於心肌中，並且可能在那裡引起肌肉耐力和傳導系統的變化。

尿酸濃度要低於每百毫升 6.8 毫克，超過這個自然溶解值，晶體會沉澱。這好比一個裝滿水的鍋，裡面倒了太多的鹽，無法溶解的鹽就會沉澱在底部。雖然有些患者即使在每百毫升 8.0 毫克左右，也沒有出現急性症狀，但目標應該是每百毫升 6 毫克（含）以下，以避免日後有不良的後果。

在飲食方面，減少攝取導致尿酸升高的含普林食物，十分重要。除了肉類，還包括豌豆和酒精以及柳橙汁。個別食物中的普林含量都列在相關的表格中。

關節和脊柱的不適也可能有其他原因，例如：肌肉和肌腱的緊張以及所謂的阻塞，導致其中各個關節的錯位，不再能夠完全相互配合。我們可以將它們比喻成兩個齒輪，其輪軸略微扭曲，因此不再能夠正確嚙合。接受過根管治療的牙齒可能會是（通常是沉默的）病灶，造成遠端各種關節和脊柱的不適、風濕病以及頭痛。

5.6.3 其他原因

最重要的配方是：
- 西班牙甘菊－生薑－胡椒複方粉
- 獾皮
- 蒔蘿
- 栗樹蒸氣浴
- 鹼蒿軟膏
- 梣樹葉墊
- 高良薑根葡萄酒
- 丁香
- 紅碧玉
- 皺葉薄荷葡萄酒
- 月桂根／月桂葉藥膏
- 橄欖樹（樹葉－樹皮）藥膏
- 榲桲
- 鼠尾草茶
- 芹菜香料複方粉
- 香菫菜藥膏
- 小麥（穀粒）熱敷包
- 洋艾藥膏
- 洋艾橄欖油

| 西班牙甘菊－生薑－胡椒複方粉 | 此外，一個受痛風折磨的人應該……。 |

- 痛風
- 風濕病

獾皮　它……（獾）皮毛有一股強大力量：……讓你身上所有的惡（Uebel）都會消退……你的腳和腿就會獲得健康。

- 風濕病
- 足部循環障礙
- 雙腳冰冷

蒔蘿　但是當煮熟後吃它時，它可以對抗痛風。

- 痛風（伴隨）
  ⇨ 經常用到。

栗樹蒸氣浴　這個患痛風、並且因此變得暴躁的人。

- 痛風
- 風濕病
- 因風濕病，易發怒

鹼蒿軟膏　如果有人的四肢被痛風折磨……。

- 痛風
- 風濕病

桴樹葉墊　若有人的背部或側邊或四肢的哪個部位被痛風所折磨，好像是所有的肢體都被折斷碾碎一樣。

- 關節不適
- 背疼

- 痛風

若有人因為壞體液而背部或側面疼痛……這疼痛……將被高良薑的熱性驅散。

高良薑根葡萄酒

- 背痛（尤其是受到寒氣的影響）
- 腰痛（尤其是受到寒氣的影響）

當大腳趾蹠骨關節痛風……開始增強。

丁香

- 痛風
- 大腳趾蹠骨關節痛風 Podagra
  ⇨ 它主要用於早期階段。

如果心臟、腎臟或身體的任何其他部位有如痛風般的風暴升起時……。

紅碧玉

- 痛風
- 背痛（尤其是）
- 頸部疼痛
- 腰痛
- 關節疼痛（尤其是）
- 髖部疼痛
- 膝蓋痛
- 心臟問題（PH, 第 113 頁）
  ⇨ 經常用到。

受到痛風所苦的人……痛風會消失。

皺葉薄荷葡萄酒

- 風濕病
- 痛風

- 尿酸升高
- 結節性增厚的關節腫脹，例如：
  - 指關節增粗
  - 肌腱增厚
  ⇨ 經常用到。

月桂根／月桂葉藥膏

如果你在頭部，或胸部，或側面，或背部，或腰部有疼痛感。

- 關節不適
- 背部疼痛
- 風濕病
- 頭痛
  ⇨ 經常用到。

橄欖樹（樹葉－樹皮）藥膏

如果有人的心臟，或背部，或側邊，或腎臟（腰部）有因痛風引起的不適

- 伴有痛風／風濕病的心臟不適
- 背部疼痛
- 腎臟不適
- 腎臟功能虛弱
- 痛風
- 尤其是當關鍵詞「同情」適用時

楜梓

若有人痛風。

- 痛風
- 風濕病
  ⇨ 為配套支持。

當一個生病的人，有點痛風。　　　　　　　　　　　　　　　鼠尾草茶

- 痛風
- 風濕病
- 膀胱無力
- 膀胱失禁
- 不自覺地漏尿
- 膀胱發炎

若有人受到痛風如此地折磨。　　　　　　　　　　　　　芹菜香料複方粉

- 痛風
- 風濕病
- 尿酸升高
- 關節不適
- 結節性增厚的關節腫脹，例如：
  - 指關節增粗
  - 肌腱增厚
    ⇨ 非常經常使用到。

但是，如果有人因痛風而頭部疼痛……或腰部疼痛……。　　香堇菜藥膏

- 痛風
- 風濕病
- 頭痛
- 腎臟不適
- 腎功能虛弱
- 腫脹
- 良性腫瘤
  ⇨ 用於關節和背部疼痛，特別是支持腎臟，以及用在

頭痛時。

小麥（穀粒）熱敷包	*任何背部或腰部疼痛的人……小麥的溫暖會……驅走那種痛苦。*

- 背部疼痛
- 腰椎間盤突出症（突出型 Proturiso）
- 椎間盤突出症（脫垂型 Prolaps）
  ⇨ 經常用到。

洋艾藥膏　　*被最強烈痛風折磨的人*

- 風濕病
- 痛風
- 關節不適
- 頸部疼痛
- 背部疼痛
- 肩部疼痛
- 髖部疼痛
- 膝蓋疼痛
- 其他關節疼痛
  ⇨ 經常使用。

洋艾橄欖油　　*無論誰腰部疼痛……它都能從內到外治癒他。*

- 側背痛
- 支持腎臟

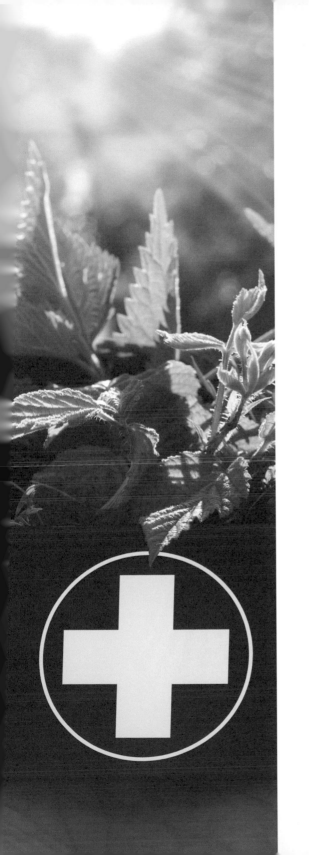

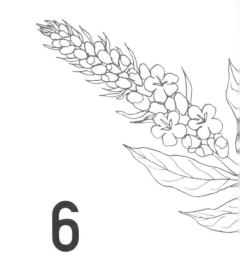

6

全家的

急救藥房

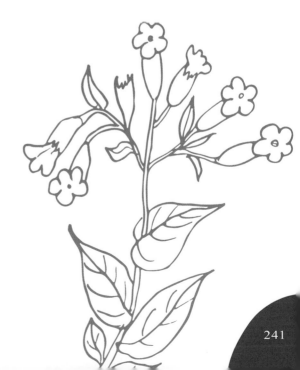

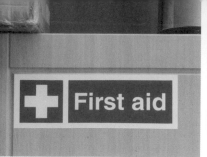
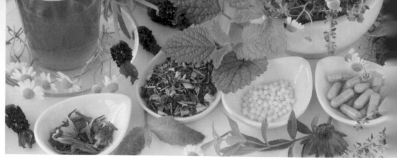

6.1 建立聖賀德佳急救藥房

若要針對急性的不適症和疾病做出最快速的反應，明智的作法就是：在家中設立一個緊急藥房。

緊急藥房不應該遺漏這些聖賀德佳的配方：

- 西班牙甘菊根粉
- 高良薑根粉
- 紅碧玉
- 葡萄藤滴露油（特別適合兒童）
- 西洋蓍草
- 大車前草葉／大車前草汁
- 洋艾藥膏

- 茴香和高良薑根錠
- 對開蕨粉
- 歐前胡

可能還包括：

- 紫水晶
- 蘆薈－沒藥－樟腦－萬苣粉（簡稱萬苣複方粉）
- 牻牛兒苗－西班牙甘菊－肉荳蔻－複方粉末（簡稱：牻牛兒苗複方粉末）
- 洋艾馬鞭草葡萄酒

這個急救藥房當然可以依照個人的病症傾向，或是根據個人需求量身訂作並擴大編制。

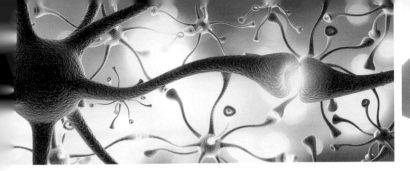
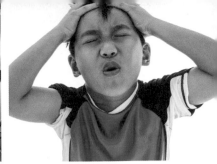

6.2 急性疼痛

　　劇烈的疼痛必須要經過醫生檢查來釐清病因。我們在減輕痛苦的同時，不要影響到醫療措施，這才是明智的作法。

對開蕨（蕨類）粉

　　對開蕨（蕨）粉在作為止痛藥方上，經證明是有效的。

 用法：直接從手掌中舔對開蕨（蕨）粉。

劑量：飯前飯後各 1 撮，10～15 分鐘後可重複。在各種情況下，都不需要食用全餐再服用。一塊餅乾或一小塊麵包或乾麵包，就足夠了（要好好咀嚼）。

 持續時間：通常只需要 ½～1 天。
　　至於是關係到哪個個別器官區域的疼痛，請參見第 12.1章 從 A 到 Z 的疾病和不適症：胸痛、關節不適、心臟不適、頭痛、胃部不適、偏頭痛、肌肉痙攣、頸部疼痛、耳痛、月經、背痛和牙痛。

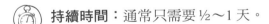

聖賀德佳寫道

將……對開蕨曬乾……磨粉，空腹和飯後經常從手中舔食這粉末，即會消除體內的疼痛。（PH,第 45 頁）

243

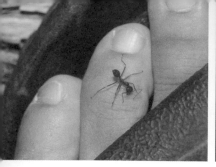
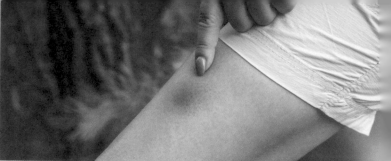

6.3 過敏反應和昆蟲叮咬

過敏反應呈現出的狀況可能大不相同。立即反應型（I型），例如：被蜜蜂或黃蜂螫傷，馬上就會有所反應；也有遲發的反應型，一直要到 2～3 天後才出現（IV型）症狀。主要受到影響的部位是：皮膚和粘膜。不過，它也可能（很少見）導致明顯的循環衰竭，或是受到驚嚇以及嚴重的呼吸窘迫。在這種情況下，需要立即就醫，甚至要送急診（電話 119）。預防措施是：完全避免豬肉和豬類油脂，這是明智的。（請參見第 8.1.3 章 營養與健康—豬肉）。還應考慮支持腸道菌叢（請參見第 3.5 章 腸道—具有多種任務的器官）。

過敏反應最重要的藥方是：

- 紫水晶
- 西班牙甘菊根粉
- 洋車前籽熱敷
- 罌粟

- 白水晶水
- 洋車前籽葡萄酒
- 亞麻籽
- 大車前草葉／大車前草汁

紫水晶

應用領域：

- 皮膚腫脹

 用法：先用自己的唾液潤濕石頭，再將這顆石頭在腫脹

處來回撫拭幾次。過程中不時用唾液弄濕它。

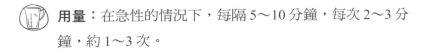 **用量**：在急性的情況下，每隔 5～10 分鐘，每次 2～3 分鐘，約 1～3 次。

 持續時間：效果應在使用 20～30 分鐘後出現，否則必須選擇其他方法。

白水晶水

應用領域：

- 過敏引起的腹部不適

製備：若過敏的不適特別影響到腸道時，建議使用白水晶水。將白水晶放入到 ½ 至 ¾ 升的水中，泡約 5～10 分鐘，然後取出。

劑量：飲用 ½～1 杯，短時間內重複 3～4 次。

 持續時間：1～3 天。

西班牙甘菊根粉

應用領域：

- 過敏

用法：西班牙甘菊根粉應該要好好地咀嚼，並讓唾液浸潤它。

急性情況下的劑量：每隔 30～60 分鐘 1 次，每次 1 小撮。

急性情況下的持續時間：2～4 小時。

⟹ 在臨床上，經常使用。

洋車前籽葡萄酒

應用領域：

- 過敏（有燥熱反應）

 製備：1 茶匙洋車前籽和 ½ 杯葡萄酒，煮 3～5 分鐘後過濾，趁熱喝。

 劑量：每隔 10～15 分鐘服用 ½～1 湯匙葡萄酒，重複 3～5 次。

 持續時間：根據 30～150 分鐘之間的效果而定。

洋車前籽熱敷

應用領域：

- 過敏（有燥熱反應）

 製備：1 湯匙洋車前籽（種子）與 ½ 杯葡萄酒混合，煮 5 分鐘後過濾。將煮過的洋車前籽放到一塊布中，包裹起來，趁溫將它放在胃部，也就是胸骨之下的右肋骨和左肋骨的中間。

 急性情況下的劑量：2～3 次，每次 5～10 分鐘。每隔 60～120 分鐘可再重複 1 次，可重複 2～3 次。

 持續時間：1～2 天。

聖賀德佳寫道

……從他身上取走強烈的發燒（過敏反應）（PH，第41頁）

聖賀德佳寫道

……如果你的胃部發燒，應該用葡萄酒煮洋車前籽，倒出葡萄酒，將（洋車前籽）用一塊布包好，趁熱放在胃部上。（PH，第42頁）

注意事項

這裡指的不是洋車前籽的殼，而是整個洋車前籽的顆粒。

亞麻籽（外用）

應用領域：

- 過敏導致皮膚變紅

製備：1湯匙亞麻籽與50毫升水混合，煮5～8分鐘。然後用布或篩子過濾掉種子。水的濃度應該類似黏壁紙的糨糊。之後在稍微冷卻的亞麻籽水中放入一塊布，如果可能的話，使用亞麻布，浸濕後，小心放到受影響的皮膚區域，只要感覺舒適就可以放久一點。

劑量：每天1～2次，每次5～10分鐘，感覺舒服即可。

持續時間：1～3大。

罌粟 ＊在台灣不合法

應用領域：

- 過敏

製備：罌粟籽可以生吃。最舒服的吃法是，先將種子浸泡在水中10～15分鐘，讓它們膨脹後食用。也可以在蘋果泥中加入1茶匙罌粟籽。

急性情況下的用量：每次1茶匙，每日3次。

持續時間：2～5天
⇨ 經常用到。

聖賀德佳寫道

如果有人被蜘蛛或其他的昆蟲叮咬，應該立刻用大車前草的汁液塗在患處，他的情況就會好轉。
（PH, 第95頁）

注意事項

這是一個好主意，牢牢地記住大車前草的樣子，好讓日後能夠在有需要的時候，在戶外大自然中辨識出它們。大車前草是要求不高的野生植物，喜歡長在鋪柏油人行道的邊緣地帶以及草坪上（如果此草坪不是經常被修剪）。

危險！

如果有人對大車前草過敏（雖然這是鮮少發生的事情），就不該應用此一植物！

大車前草葉／大車前草汁

　　大車前草可以非常快速的對抗昆蟲的叮咬。無論是寬葉或是狹葉的大車前草都可以消腫、止癢與止痛。

應用領域：

- 昆蟲叮咬
- 蜜蜂螫傷
- 黃蜂螫傷
- 蚊子叮咬

 用法：在被黃蜂、蜜蜂或其他昆蟲螫傷之後，建議您，馬上去找大車前草葉片，用手指將它揉碎，然後塗在被叮咬的部位。過程中，皮膚會稍微染成綠色，這是正常的。

 劑量：在取下毒刺之後，取一片大車前草葉片塗擦在被叮咬的部位2～3分鐘，接著，再取第二片葉子，重複地塗擦在患處。

 持續時間：通常經過1次治療就足夠了。可根據自己的需要，在10～15分鐘後再重複治療1次。

 臨床經驗：一位被黃蜂叮咬的人報告說：「夏末，我們坐在露台上，突然有一隻黃蜂朝著我飛過來，攻擊我，刺痛了我。瞬間疼痛和腫脹爆發，我相信很多人都有過這種經驗。很幸運的是，花園裡有好幾株大車前草植物，我採了一片葉子，使用它處理我的紅腫處，一直到皮膚被染成了淺淺的綠色。緊接著，我摘了第二片葉子，並且以同樣的方法治療患處。很短的時間過後，我很驚訝地發現到，疼痛居然如此迅速和徹底地消退了。

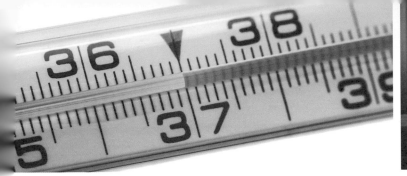
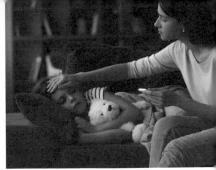

6.4 發燒

　　發燒是身體支持免疫系統的一種合理且必要的反應。當溫度升高時，會發生與熔爐相同的過程：如果熔爐抽氣不良且火焰只能悶燒，則會形成爐渣；如果火能夠隨著明亮的火焰熊熊燃燒，則能完全燒盡，甚至有可能摧毀以前患病後沒有從體內排出的舊代謝產物（廢物），因此，可能需要高達 39℃ 或 39.5℃ 的溫度。重要的是循環系統要保持穩定，並且患者要能夠保持臥床，獲得休息，最好持續到發燒結束後 1～2 天。如果出現了血液循環不良或呼吸過快的現象，請尋求醫療幫助。如果發燒非常高或持續不退，則必須在短期內釐清原因。

發燒的主要治療方法是：

- 西班牙甘菊根粉
- 歐前胡葡萄酒
- 歐芹心露（用於預防並支持循環系統）
- 檸檬（果肉或果汁）
- 高良薑根粉泡水

西班牙甘菊根粉

應用領域：

- 增加防禦力
- 適用於所有感染和炎症

聖賀德佳寫道

因為它……減少了腐敗物，增加好血……（它帶給病人）……重拾力量……（它）對病人有益處……人們……因為它拔出壞體液，讓人重拾健康。（PH，第 37 頁）

製備：已證明它可以放入溫茶中服用或好好的咀嚼。

劑量：在急性情況下，每日服用 3～4 次，每次 1 撮西班牙甘菊根粉，最初甚至可以每小時服用 1 次。

持續時間：發燒結束後，再服用 2～3 天。
⇨ 經常使用。

高良薑根粉泡水

應用領域：

- 發燒
- 適用於所有感染和炎症

製備：將高良薑根粉溶於水後服用。也可以放入溫茶中服用，尤其是在病人感到寒冷時，證實為有效。高良薑根粉可以與西班牙甘菊根粉合併使用。

劑量：每次 1 小撮，每天 3～4 次，或甚至可以每小時 1 次。

持續時間：發燒結束後，再喝 2～3 天。
⇨ 經常使用。

歐前胡葡萄酒

應用領域：

- 發燒
- 適用於所有感染和炎症

製備：將歐前胡放入葡萄酒或水中靜置過夜，如有必要，可以放置整個白天，精確的用法與劑量，請參閱歐

前胡，第 139 頁。

 持續時間：通常需要使用 5 天之久，除非療程很快速，才可以將時間縮短到 3 天。

⇨ 經常使用。

歐芹心露

應用領域：

- 發燒和感染時（支持心臟）

 應用：用於（初發的）循環無力。

 劑量：1 天 2～4 次，每次 ½～1 湯匙。

 持續時間：發燒結束後，再喝 2～3 天。

聖賀德佳寫道

若有人心臟……有疼痛……。
（PH, 第 76 頁）

檸檬

應用領域：

- 發燒

 製備：將檸檬果肉一小塊或是少許檸檬汁，放入水中或茶中，喝此檸檬水。

 劑量：每日 2～3 次。

 持續時間：1～3 天。

聖賀德佳寫道

這棵樹的果實抑制……發燒。
（PH, 第 212 頁）

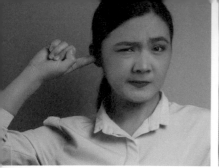
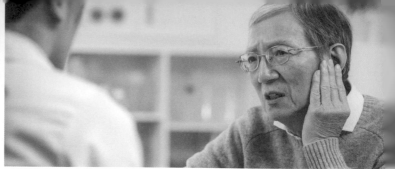

6.5 耳痛、中耳炎

對於急性的耳朵疾病，以下三種療法已被證明特別有效：

- 葡萄藤滴露油
- 橄欖油
- 紅碧玉

針對治療耳痛，尤其是在較小兒童身上突發的症狀，葡萄藤滴露油已被證明是最好的配方。針對耳朵作醫學檢查是必要的，若是在治療之後再進行檢查也是明智的，因為即便已經免於疼痛，仍可能會有發炎的現象，如此才能找出真正的病因。

葡萄藤滴露油

 用法：將葡萄藤滴露油塗抹在耳朵周圍。

 劑量：對於非常急性的疼痛：

至少在最初期，每隔 5～10 分鐘 1 次，共需 3～4 次。

或是在初期，每 10～20 分鐘塗抹 1 次，在症狀消失後，每天 3～4 次，最多 3 天。

 持續時間：症狀消失後，再擦 3 天。可能在 10～20 分鐘後已經會有所改善。

臨床經驗：對我來說，印象最深刻的經驗是：有一位 7 歲男孩，因耳朵疼痛而哭泣不已，他的耳膜嚴重發紅。家人幫他向 10 公里外的耳鼻喉科醫生進行了急症預約。他的媽媽在診所旁邊的藥房裡面，第一次使用葡萄藤滴露油幫他擦了耳朵，第二次是上車之後使用。車子僅僅行駛了 2 公里之後，哭聲就停止了，因為疼痛已經消退了。

橄欖油

 用法：使用冷壓（初榨）橄欖油，擦在耳朵周圍。

 劑量：對於非常急性的疼痛：

至少在最初每 5～10 分鐘塗抹 1 次，約需 3～4 次。

或是在初期，每 10～20 分鐘塗抹 1 次，在症狀消失後，每天 3～4 次，最多 3 天。

 持續時間：症狀消失後，再擦 3 天。

紅碧玉

 用法：多次對著紅碧玉呵氣，讓它變溫變溼，然後立刻放到自己的耳道前，保持 3～5 分鐘。

劑量：最初每隔 10～15 分鐘重複一次，稍後加大時間間隔。

持續時間：1～3 天。

聖賀德佳寫道

這棵樹（橄欖樹）果實的油……（是）適合作成多種藥物……。此外，如果有人因任何潰瘍或膿皰引起劇痛，應該使用橄欖油塗在患處。（PH, 第 209 頁）

聖賀德佳寫道

因為這塊石頭的溫暖，被溫暖與潮溼以及帶來健康的氣息所激活，趕走那些腐爛的體液。（PH, 第 266 頁）

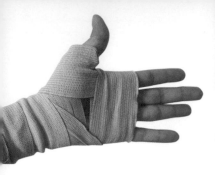
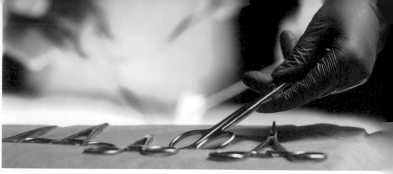

6.6 事故、受傷、燒傷、傷口、手術

在任何類型的身體受到傷害的事件中，適當的急救（也可能是在醫院裡）是很有必要的。

以下急救藥方已經證明有效，甚至手術後的傷口癒合速度都比一般預期的快：

- 紫水晶
- 馬鞭草
- 亞麻籽
- 西洋蓍草
- 西洋蓍草粉末
- 西洋蓍草茶
- 日本鬼燈檠
- 香菫菜藥膏
- 大車前草根蜂蜜

聖賀德佳寫道

若有人……身上確實有腫塊之處。（PH, 第272頁）

紫水晶

應用領域：

- 外傷、腫脹
- 瘀傷

 用法：取一塊紫水晶，用自己的唾液沾濕它，（用滾石

方式）在傷口上來回撫摸幾下。若是有流血的開放性傷口，則只能在傷口周圍來回撫擦。

 用量：每日 3～5 次，每次 3～5 分鐘。

 持續時間：2～4 天。

馬鞭草

應用領域：

- 傷口（外用）
- 化膿

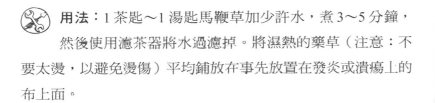 **用法**：1 茶匙～1 湯匙馬鞭草加少許水，煮 3～5 分鐘，然後使用濾茶器將水過濾掉。將濕熱的藥草（注意：不要太燙，以避免燙傷）平均鋪放在事先放置在發炎或潰瘍上的布上面。

 劑量：每日 1～2 次，每次 10～15 分鐘，重複 2～3 次，以每次使用時數加總來計，共需要 20～45 分鐘。

 持續時間：3～4 天到 2～4 週。

亞麻籽

應用領域：

- 1 度和 2 度灼傷（如果情況可以允許外用的話）。

用法：將 1 湯匙亞麻籽與 50 毫升水一起煮 5～8 分鐘，然後將亞麻籽用布或篩子過濾掉。水的濃度應該類似黏壁紙的糊糊。準備一塊布，最好是由亞麻布製成的，用稍微冷

聖賀德佳寫道

若有人……傷口……有腐爛的肉，應該取馬鞭草放入水中煮，然後將亞麻布蓋在傷口上……將擠出水的馬鞭草小心地趁熱鋪放在亞麻布上面。（PH, 第 135 頁）

聖賀德佳寫道

若有人被火燒傷。（PH, 第 133 頁）

卻的亞麻籽水將布沾濕，然後小心地舖在患處皮膚上，以感覺舒適為準。

 劑量：每天 1～2 次，每次 5～10 分鐘，感覺舒服即可。

持續時間：3～8 天。

西洋蓍草

應用領域：

- 外傷
- 傷口（外用）

製備：將西洋蓍草放入水中用小火煮 5 分鐘，將此煮過的西洋蓍草濾乾後，待稍涼攤開鋪放在覆蓋在傷口上的亞麻布上，放置幾分鐘到半小時。只有在傷口閉合的情況下，西洋蓍草才可以在煮過之後，直接放在傷口上。

劑量：每日 1～2 次，每次 5～30 分鐘。
持續時間：直到傷口癒合，需要 1～5 週。

西洋蓍草粉

應用領域：

- 受傷（內部的）
- 傷口（內部的）

 用法：西洋蓍草粉應該在有內部的受傷或在手術後放入溫水中服用。

 用量：每天 2～5 次，每次 2 撮西洋蓍草粉，放入溫熱水中服用。傷口癒合後或在疼痛改善後，每天 2～3 次，

聖賀德佳寫道

若有人體內受傷……應該將此粉末放在溫酒中或水中服用。
（PH, 第 106 頁）

每次 2 撮放入溫熱的葡萄酒中服用。

🕐 **持續時間**：傷口癒合需要 2～5 週。

👥 **臨床經驗**：請參見西洋蓍草粉，第 270 頁

西洋蓍草茶

請參見西洋蓍草粉

➡️ 經常使用。

日本鬼燈檠

應用領域：

▪ 斷骨（骨折）

🔧 **用法**：日本鬼燈檠的草藥酊劑可以購買得到。

或者是，將 1 茶匙草藥在少許水中煮沸 5 分鐘，然後將此溫暖的草藥放置在傷口外圍，放置在骨折處，用繃帶作為支撐固定約 5～20 分鐘。傷口癒合之後，可以直接放置在疤痕或是受傷的位置上。

🥤 **用量**：4～8 滴日本鬼燈檠酊劑，放入 ½ 杯水或酒中飲用，每天 2～3 次。

🕐 **持續時間**：骨骼癒合需要 2～8 週。
期間可以休息 1～2 天。

**聖賀德佳
寫道**

……如果有人的骨頭……斷了，搗爛日本鬼燈檠香草或是它的根部，經常喝它的汁液，也可與葡萄酒相混，或與水混合……此人還應該……將此日本鬼燈檠放在水中加熱，擠出水後，趁溫經常將它擺放在骨折的地方。（PH, 第 116 頁）

注意事項

另外每天 1～2 次，將溫熱的藥草放在骨折處。

**聖賀德佳
寫道**

若有人……有潰
瘍……他應該塗
抹此藥膏。（PH,
第 97 頁）

香董菜藥膏

應用領域：

- 受傷

 用法：首先，在傷口周圍塗抹藥膏，甚至可能是一個
（更大的）繃帶範圍。儘管只是間接接觸傷口，其效果
很明顯地可以達到正確的部位。以後，一旦被允許可以碰水，
即可直接擦在傷口上。

 用量：每日 1～3 次。

 持續時間：幾天到幾週，直到癒合。
⇨ 經常使用。

**聖賀德佳
寫道**

但是，如果有人
跌倒，摔斷了骨
頭，他應該切碎
大車前草根，放
入蜂蜜中，每日
空腹服用。（PH,
第 96 頁）

大車前草蜂蜜

應用領域：

- 骨折／骨折

 用法：1 湯匙新鮮或乾燥的大車前草根，將它切得很小
塊或磨碎，加入到 350 克液態、乳狀或微微加溫的蜂蜜
中。

 劑量：每天 1～2 次，空腹服用 1 湯匙。

 持續時間：骨骼癒合需要 4～8 週。

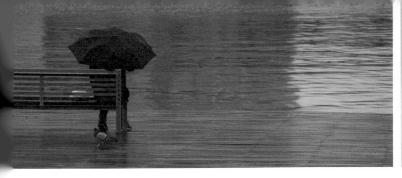
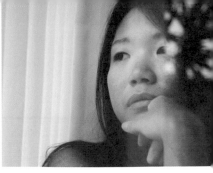

6.7 心理衝擊

經歷或經驗到令人震驚的事件,對於那些受到影響的當事人來說,不僅是意味著悲傷、恐懼,也許更會被動的變得麻木不仁,碰到這種情況,絕對有必要處理內在的經驗。有愛心的人的陪伴,通常是很具療癒性的,還能夠使人獲得安慰。

此外,一再被證實是有效果的兩種聖賀德佳去創配方是:

- 加熱兩次的對開蕨葡萄酒
- 尚香脂香菊化草茶

小心!

來自其他原因的震驚,例如:心血管系統或過敏,必須馬上聯繫醫師或緊急醫療介入!

加熱兩次的對開蕨葡萄酒

急性創傷事件後,建議立即服用加熱兩次的對開蕨葡萄酒。

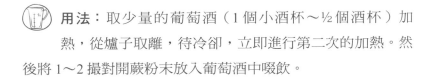 **用法:** 取少量的葡萄酒(1 個小酒杯～½ 個酒杯)加熱,從爐子取離,待冷卻,立即進行第二次的加熱。然後將 1～2 撮對開蕨粉末放入葡萄酒中啜飲。

持續時間: 此應用程序,每天可重複 2～3 次,約 3～5 天,最多不超過 7 天。

聖賀德佳寫道

將對開蕨放在炙熱的陽光下乾燥……然後搗碎它們……它會透過上述提到的草藥力量並透過加熱過兩次的葡萄酒的溫暖,讓突發的痛苦與突然崩潰……受到限制。(PH,第 45 頁)

臨床經驗：一位年老的女患者突然得知自己丈夫發生嚴重的意外事故，最初她完全無動於衷，在服用了加熱兩次的對開蕨葡萄酒後，她能夠做出適當的反應，並且知道，她得去丈夫那裡，將他送到醫院。

注意事項

開蕨粉應該是家家必備的藥方，最好在旅行時也隨身攜帶，特別是因為它可以有效地幫助緩解疼痛。（參見對開蕨，第105頁）

聖賀德佳寫道

若有人因為許多紛亂的思緒造成意識和知覺漸漸消逝……，應取脂香菊，三倍量的茴香，一起放入水中煮，將草藥扔掉，讓水冷卻，經常飲用。（PH, 第162頁）

茴香脂香菊花草茶

茴香脂香菊花草茶作為長期服用的配方，針對急性的創傷事件或是很久以前發生的事件，都被證實非常有用。它的名字已經顯示了治療特性：脂香藥草作為靈魂的香脂。光是提到茴香脂香菊的意義，便可以確認患者對此一處方緩解人心的認同。

用法：喝此茶，每日 2～3 杯（最多 4 杯）趁溫（特別是在寒冷的季節）或同室溫的溫度，喝約 2～4 週，必要時可以喝更久。

小撇步：加熱兩次的對開蕨葡萄酒和茴香脂香菊花草茶可以平行併用，相隔約 1 小時，交替服用。

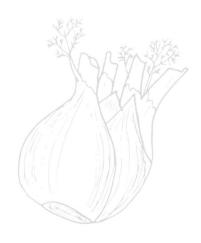

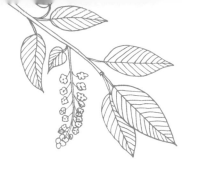

7

包紮、
外敷包和
敷墊

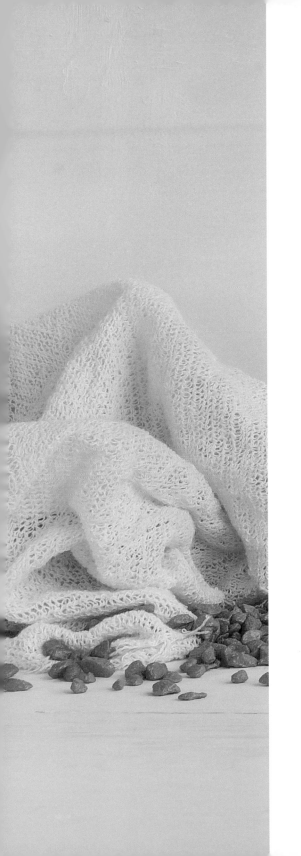

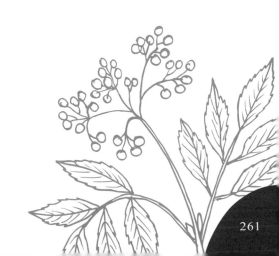

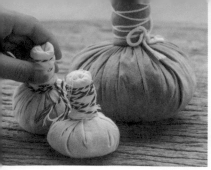
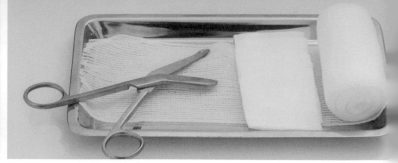

7.1 準備與應用

就包紮傷口來說，繃帶、裹布、熱敷和護墊都是很受歡迎且有效的應用，家庭或個人都可以輕鬆的執行。這些方法也特別適合那些服用藥物會有過敏反應的人。

這些外部的應用還有一個優點，就是它們會促使您挪出一些時間來，利用這樣的時間，讓自己有個短暫的「休息時間」，善待自己，享受過程。對壓力大的人來說，肯定會很難找出時間來進行此一應用程序，但是當他看到外敷帶來的積極治療效果，就會認為這是值得一試的。進行過程中也許會短暫入睡，這也是有可能的。

保護衣服、躺椅或床也是有意義的。我們需要準備護理用的防水墊，這可以在藥房買到。首先，在床上放一條大浴巾，上面鋪上防水墊。如果皮膚感覺不舒服，可以再墊上一層薄布。躺臥時，最好能夠稍微再蓋上些甚麼，以免著涼受凍，或因此干擾到放鬆。

以下的包敷、熱敷和護墊等方法已被證明有效：

- 馬鞭草
- 茴香－西洋菁草
- 大麥水
- 亞麻籽
- 金盞花

- 梣樹葉墊
- 洋車前籽熱敷
- 金錢薄荷
- 圓葉當歸－金錢薄荷－藥敷
- 噴灑葡萄酒的鼠尾草

- 西洋蓍草
- 冷水的應用
- 洋艾馬鞭草葡萄酒
- 日本鬼燈檠
- 小麥（穀粒）熱敷包

馬鞭草

應用領域：

- 潰瘍
- 化膿
- 甲床發炎（Panaritium）
- 傷口（外用）
- 皮膚發炎

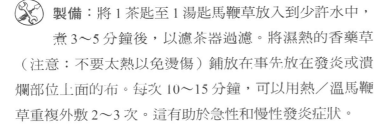 **製備**：將 1 茶匙至 1 湯匙馬鞭草放入到少許水中，煮 3～5 分鐘後，以濾茶器過濾。將濕熱的香藥草（注意：不要太熱以免燙傷）鋪放在事先放在發炎或潰爛部位上面的布。每次 10～15 分鐘，可以用熱／溫馬鞭草重複外敷 2～3 次。這有助於急性和慢性發炎症狀。

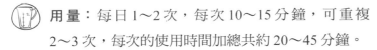 **用量**：每日 1～2 次，每次 10～15 分鐘，可重複 2～3 次，每次的使用時間加總共約 20～45 分鐘。

持續時間：3～4 到 2～4 週。

臨床經驗：60 歲糖尿病患者的康復過程尤其值得一提。由於她長期患有糖尿病導致（正如經常發生的）「皮膚癒合不良」，這與流向大血管和小血管的血流障礙有關。患者抱怨指甲床發炎已經數個月了，任何的治療嘗試都宣告失敗。在馬鞭草外敷治療後兩週，她透過電話告知，發炎處已經開始癒合，總計 4 週療程告一段落。

聖賀德佳寫道

當人身上因潰瘍、傷口或蟲咬造成某處腐爛，應該將馬鞭草放入水中煮沸，在傷口潰瘍或蠕蟲咬傷之處放一條亞麻布，小心將馬鞭草上的水瀝乾，趁熱，分放在亞麻布的上面，等乾燥之後，以同樣方式，再取另一批煮過的馬鞭草放上去，照此進行，直到腐敗物被除去。（PH, 第135 頁）

聖賀德佳寫道

若有人背部或是腰部，或某個肢體受到痛風的折磨，好似肢體俱斷、要粉碎的感覺，將梣樹葉片放入水中煮，讓病者裸身平躺在亞麻布上，將水倒掉後，把煮過的熱梣樹葉片四處放在此人身上，尤其是疼痛的部位（並用布包好），常常這樣做，此人就會轉好。（PH,第 223 頁）

梣樹葉墊

應用領域：

- 關節不適
- 腰痛
- 痛風

 製備： 將 30～50 片新鮮或乾燥的梣樹葉片放入到 ½ 公升水中，煮 5～10 分鐘後過濾。將煮過的梣樹葉片趁熱鋪放在受影響的關節上，葉片的溫度是可以忍受的熱度，要確保溫度不會燙傷皮膚，然後用（亞麻）布圍住或蓋住患處。

 用量： 每天 1 次或每隔兩天 1 次。

 持續時間： 1～2 週。

 臨床經驗： 在柏林的聖賀德佳年會會議上，有一位與會者報告說，她在童年時期罹患小兒麻痺症，此後一直依靠助行器行走，但是梣樹葉墊讓她獲得巨大的解脫。她在行走時，雙手會因支撐整個身體的重量而得承受非常大的負擔，因此發展成疼痛性骨關節炎。儘管關節發生了永久性變化，但是使用梣樹葉墊的外敷（樹葉有些是她自己收集的，有些是從藥房購得的），讓她幾乎免除了疼痛之苦。

茴香－西洋蓍草

應用領域：

- 睡眠障礙

聖賀德佳寫道

但是，如果你因為遭逢某種逆境而無法入睡……取……茴香和兩倍的西洋蓍草，在水中短暫煮過，擠出水，將藥草放在太陽穴、額頭和頭部，在上面綁上一塊布……如此他就會睡得安穩。（PH, 第 73 頁）

製備：將 ½ 茶匙茴香香草和 1 茶匙西洋蓍草（在夏季）或 ½ 茶匙茴香籽和 1 茶匙西洋蓍草根（冬天）放入水中短暫熬煮，將水倒出後，趁溫敷在太陽穴、前額和後腦勺上 5～10 分鐘，並使用布固定好。

用量：如果有需要，在睡前使用。

持續時間：1～2 週。

洋車前籽熱敷

應用領域：

- 過敏性疾病（附帶發熱反應）
- 食物不耐受

聖賀德佳寫道

但是，即使是那些胃部發燒的人，也應該將洋車前籽放在葡萄酒中煮，倒出葡萄酒後，用布包住洋車前籽，然後用它熱敷在胃上，這樣可以驅除胃中的發燒。葡萄酒的溫暖和洋車前籽的冷性可以抵抗因冷熱食物而引起的胃部發燒。（PH, 第 42 頁）

製備：將 1 湯匙洋車前籽與 ½ 杯葡萄酒一起煮 5 分鐘後過濾。將煮過的洋車前籽用布包起來，趁熱將它放在左右肋弓之間胸骨下方的胃部區域。

用量：每天 1 次，每次 5～15 分鐘。

持續時間：2～4 週。

臨床經驗：「胃部發燒」一詞，在臨床經驗上已被證明是過敏反應的同義詞。

聖賀德佳寫道

但是，若有人臉上出現堅硬粗糙皮膚，容易在風吹下剝落，應該將大麥放入水中煮，然後用布過濾，經常用此溫水輕輕地洗臉，他的皮膚就會變得柔軟健康，臉色漂亮。（PH, 第26頁）

大麥水

應用領域：

- 臉部的皮膚病
- 臉部出現鱗片狀皮膚

 製備：將 1～2 湯匙大麥放入到 ½～1 公升水中，煮 5 分鐘後篩去穀物，然後用溫水洗臉。如果大麥水已經變冷，可以稍微再次加熱。

 用量：每天洗臉 1～3 次。

 持續時間：2～4 週。

聖賀德佳寫道

此外，如果惡性的體液好似蒸氣，弱化了頭部，以至於耳朵發出水嘯聲，如水沸騰的聲音，人們應將金錢薄荷放進熱水中煮，並將水擠掉，將它放在頭部四周，以降低頭中的蒸氣，並且開啟耳朵的聽力。（PH, 第98頁）

金錢薄荷

應用領域：

- 耳朵出現噪音
- 耳鳴

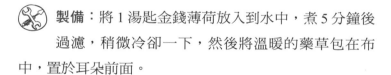 **製備**：將 1 湯匙金錢薄荷放入到水中，煮 5 分鐘後過濾，稍微冷卻一下，然後將溫暖的藥草包在布中，置於耳朵前面。

 用量：每隔 1～2 天 1 次，將此香草外敷包置於雙耳前 5～10 分鐘。

 持續時間：2～3 週。

亞麻籽（1）

應用領域：

- 1 度和 2 度燒傷（如果情況許可外用）
- 帶狀皰疹
- 過敏導致的皮膚變紅

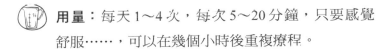 **製備：** 1 湯匙亞麻籽加 50 毫升水（一杯）煮 5～8 分鐘後，用布或濾網篩掉亞麻籽。水的濃稠度應與黏壁紙的糨糊相近。準備一塊布（如果可能的話，由亞麻製成），將布浸入稍微冷卻的亞麻籽水中，並小心地放在受影響的皮膚區域，只要是感覺舒服的程度即可。這個外敷方法可以重複 2～3，在布變乾之後，可以重複此方法 2～3 次，此法已被證明有效。

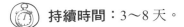 **用量：** 每天 1～4 次，每次 5～20 分鐘，只要感覺舒服……，可以在幾個小時後重複療程。

持續時間： 3～8 天。

臨床經驗： 在診斷為帶狀皰疹的患者中進行過此一方法，反饋特別良好。過程中，不只是皮膚的表面痊癒，外觀改善，而且搔癢和不時劇烈的疼痛也出乎意料地迅速改善。從醫學的角度來看，帶狀皰疹的爆發表示免疫系統衰弱，這時候配上浮萍藥飲來支持免疫防禦系統會很有幫助。根據 Karlinger 博士對亞麻籽的醫學應用，證明了此方也可以幫助因為過敏引起的皮膚變紅現象。

聖賀德佳寫道

若有人身上被火燒傷，應將亞麻籽放入水中，大火燒煮，而後將亞麻布浸入，趁熱取出，去籽，將布放在火燒傷處，此傷中之火則將熄滅。（PH, 第 133 頁）

注意事項

Alfons Berkmüller 醫學博士兼神父。他在當執業醫師時，擔任重症監護室裡嚴重燒傷患者的醫生，使用此一亞麻籽外敷法，有很好的應用成效。

聖賀德佳寫道

若有人腰側疼痛，應將亞麻籽放入水中煮，將一亞麻布浸入熱水中後，趁熱，去籽，以此布放在腰側熱敷，此痛即可減輕舒緩。因為亞麻籽的溫熱，透過外火，在水的甜度中被活化，由冷寒而來的腰疼因而得以減輕。（PH，第 133 頁）

聖賀德佳寫道

而當有人頸部有腺體之疾患，造成頸靜脈腫大時，可以取圓葉當歸加上多一點的金錢薄荷一起在水裡烹煮。把水倒掉並趁（藥草）熱時鋪在頸部及四周，他的頸靜脈經過這些數量的藥草的熱能穿透後，他就會被治癒。這是因為圓葉當歸的汁液與能量在人體內部起了作用，因此能夠減小外部的腫塊，同時金錢薄荷的溫熱消解並且治癒了腫塊。

亞麻籽（2）

應用領域：

- 肝臟代謝虛弱

 製備：以在皮膚上外敷相同的方式，將一塊布放入到溫暖的亞麻籽水中，敷在右肋弓旁的肝臟上面，只要舒服即可。

 用量：每隔 1～3 天 1 次，每次 10～15 分鐘。外敷時，應該要躺下，休息一下。

 持續時間：2～4 週。

 臨床經驗：肝臟的亞麻籽外敷是常開立的藥方。

圓葉當歸－金錢薄荷－藥敷

應用領域：

- 甲狀腺功能障礙
- 甲狀腺腫大（Struma）

 製備：將 90 公克的圓葉當歸和 110 公克的金錢薄荷混合在一起，加上 1～2 湯匙的水煮 5 分鐘後過濾，將藥草鋪在一塊舊布（手帕）上，像裹布一樣包起來。

　　然後，將溫暖的藥草放置在前頸部區域，在甲狀腺的位置上，保持躺下的姿勢，只要感覺舒服即可。

 用量：每隔 2～3 天重複 1 次頸部外敷，每次 5～20 分鐘。一旦覺得不舒服，就必須將它拿開。

持續時間：3～6 週。

聖賀德佳寫道

金盞花……具有強大的綠色力量，可以對抗毒物。如果有人吃了或喝了毒藥，（他）應該取金盞花放入水中煮，然後擠出水，將它趁溫放置在他的胃部上面。（PH, 第 113 頁）

金盞花

應用領域：

- 因難以消化的食物而「中毒」

 製備：將 1 湯匙金盞花花瓣放入到 2 杯的開水中煮 3 分鐘後濾掉水分，放在溫暖的胃部區域（位於胸骨下方），敷約 5～10 分鐘。這樣做時，要記得蓋被保持溫度，這是有幫助的。

 用量：每日 1～2 次。

 持續時間：1～5 天。

噴灑葡萄酒的鼠尾草

應用領域：

- 睡眠障礙

聖賀德佳寫道

若有人因為遭逢逆境……因而失眠，應該取新鮮的鼠尾草，然後用葡萄酒噴灑在上面，之後將此放置在心臟和頸部周圍，如此他會找到安寧的睡眠。（PH, 第 74 頁）

 製備：在剛採摘的鼠尾草上噴灑少許的葡萄酒，然後在睡覺前擺放在心臟和頸部前面（在甲狀腺區域前面）。

用量：每天 1 次，每次 5～10 分鐘，在睡前使用。

持續時間：3～10 天。

西洋蓍草

應用領域：

- 傷口（外用）
- 外傷

 製備：將西洋蓍草放入水中用小火煮 5 分鐘，然後把這煮過的藥草鋪放在已經覆蓋在傷口上的亞麻布上面，溫度不要太熱，熱敷約幾分鐘到半小時。只有當傷口閉合後，西洋蓍草才可以在煮過後直接鋪放在傷口上。

 用量：每日 1～2 次，每次 5～30 分鐘。

持續時間：傷口癒合需要 1～5 週。

日本鬼燈檠

　　日本鬼燈檠（矢車菊）長期以來在自然療法中是受到重視的藥材，其名稱也揭示了這一點，然而，聖賀德佳所描述的配方，不同於來自民間的應用知識。

應用領域：

- 斷骨（骨折）

製備：將 1 茶匙香草放入到少許水中煮 5 分鐘，將溫熱的藥草放在傷口和繃帶外圍，約 5～20 分鐘，作為骨折的外敷。癒合之後，再直接鋪放在疤痕或受傷部位。

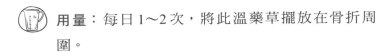 用量：每日 1～2 次，將此溫藥草擺放在骨折周圍。

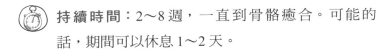 持續時間：2～8 週，一直到骨骼癒合。可能的話，期間可以休息 1～2 天。

臨床經驗：在診所裡，日本鬼燈檠帶給我們許多很好的經驗，果然不辜負它的盛名，價值一千金幣的香草植物。

冷水的應用

應用領域：

- 月經量多或不規律

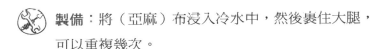 製備：將（亞麻）布浸入冷水中，然後裹住大腿，可以重複幾次。

劑量：1 次 3～10 分鐘，直到出現清涼的感覺。

持續時間：1～3 天。

小麥（穀粒）熱敷包

　　小麥熱敷用於治療急性和慢性背部不適（最常見的是腰椎和頸椎部位），已證明對許多患者非常有幫助。有了小麥熱敷的支持，甚至可以免除掉原來被認為是有必要的脊柱神經外科手術。

聖賀德佳寫道

若有女人，在錯誤的時間（或）不規則地（或）月經出血（太）大量，因而受苦，將亞麻布浸入冷水，並經常用此裹住大腿，好讓內部冷卻下來，透過亞麻布與冷水的冷性，不當的血流會受到抑制。
（PH, 第 174 頁）

聖賀德佳寫道

若有人的背部或腰部疼痛，應該將小麥穀粒放入水中熬煮，因為水比其它的液體更能夠壓制巨大的疼痛，趁熱放在那疼痛的部位，溫暖的小麥會驅走痛苦的力量。
（PH, 第 23 頁）

注意事項

最好是使用有機栽種的小麥作熱敷穀物，如此可以儘可能減少內含的汙染物。使用過的穀物必須像所有煮熟的菜餚一樣，當成廢棄物處理，不允許第二次使用。有個女病友曾經把小麥熱敷後的穀物錯誤地扔進了裝有其他新鮮廚餘要製作堆肥的垃圾桶裡，第二天她驚訝地發現到，有著好鼻子的大隻四足囓齒動物幾乎吃光了所有的一切，除了那堆錯誤丟棄的小麥穀粒。

應用領域：

- 腰痛
- 椎間盤突出或膨出（脫垂或突出）

 製備： 將小麥穀粒放入水中小火慢煮 30～40 分鐘，讓它們膨脹和破裂，直到像煮好的米飯一般爆裂。在煨煮小麥時，可以準備好敷布和小麥外敷包。當小麥穀粒變軟時，瀝乾水，讓穀物稍微冷卻，因為它們還具有很高的餘熱。熱裂的穀物要以我們可以耐受的溫度鋪放在防潮墊上，正如我們使用前臂內側、手肘或肘部的內測試嬰兒奶瓶裡的內容物般，我們也可以以此方式檢查小麥的溫度，以防止燙傷。

用裸露的皮膚躺下，讓背部疼痛的部位直接接觸穀物，並在治療過程中蓋上薄被或毯子，以避免受寒。

 用量： 一開始可以從 5 分鐘開始，之後可以擴展到 20 分鐘，只要麥子還熱，而且人感到舒服即可。否則必須停止。通常，麥敷的頻率一開始可以每 1～2 天進行 1 次，以後每週 2～3 次。

 持續時間： 1～4 週。

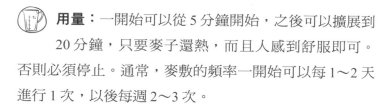 **臨床經驗：** 聖賀德佳的小麥熱敷經驗顯示：小麥（穀粒）熱敷能夠使椎間盤再生，並且證明影響了許多椎間盤突出或攏起症患者，讓他們康復，避免掉原本要動的椎間盤神經外科手術。

洋艾馬鞭草葡萄酒

（Artemisia absinthii-Verbena off.）

應用領域：

- 牙痛
- 牙根發炎

 製備：將 ½～1 湯匙洋艾草和 ½～1 湯匙馬鞭草加入到 3～5 湯匙葡萄酒中，煮 3～5 分鐘，然後過濾。

製備工作最好在晚上完成，這樣草藥就可以放在下巴上。有兩種執行的方法：

1. 外敷於痛處，即耳朵下方。
2. 將藥草敷在疼痛區域，此疼痛的下巴位於口腔內下頜和雙頰內部黏膜間。溫熱的藥草最好用紗布「包裹」，以免藥草散落在嘴裡面。

 持續時間：2～3 天之後，症狀應該會緩解。之後，治療可以再持續一週。

聖賀德佳寫道

因腐敗性出血……而牙痛的人，應在裝有上好葡萄酒的新鍋中加入等量的洋艾和馬鞭草下去熬煮……，在他入睡前應該將這些溫熱的香藥草放在下巴上，並在上面綁上一條布加以固定。他應該如此作，直到他恢復健康。……而放在下巴上面的香藥草正好可以從外面緩解牙齒的疼痛。（PH，第 102 頁）

注意事項

將這些藥草用布固定較長一段時間，並不是一件簡單的事情。使用頭帶代替用手來固定，是可行的。入睡前，得把藥草連同紗布從嘴巴取出。

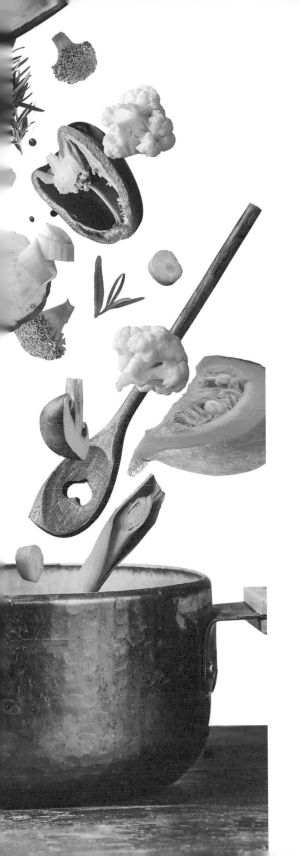

8
聖賀德佳
的營養學

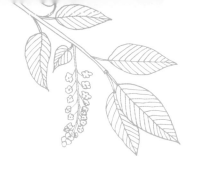

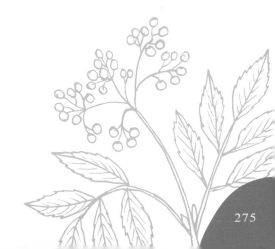

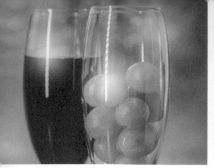
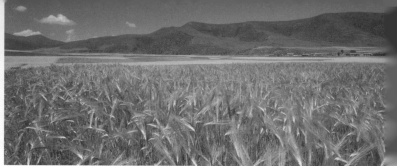

8.1 簡介聖賀德佳的營養學與健康

聖賀德佳留給後代大量的營養學知識，代表的不僅僅是一種中世紀的、健康的全食物觀念，其價值甚至是遠超其上的。聖賀德佳透過她被天賦與內在視覺，亦即她曾提過的「內在之眼」（請參見第 2 章 聖賀德佳—個人簡介），讓她認識到每種不同食物具有的療癒性、中性或是致病的特性。

聖賀德佳將食物分類成：

- 對每個人都有好處
- 只對健康的人有益
- 只針對她具體提到的疾病有益處
  或者
- 在某些特定的情況下應避免使用，例如：「胃寒」，即消化功能弱，或是體質屬於內部有寒氣，或者因胃寒有消化不良的情況。
- 一般來說弊多於利，因此很少或根本不應該食用它的食物。

我們必須在意的是——這種營養學不是教人該遵守某些戒律、禁令、或過於嚴格的限制，或者僅只是計算卡路里而已，在她所有的有關飲食的指引中，這位自然療法的教育家強調飲食時要帶著愉悅的心情，並且有節制地吃喝，這些適用於飲食方面的相關美德是很重要的。

令人驚訝的是，聖賀德佳身為修道院的修女和院長卻展現了對世界開放的胸襟，和對美學的喜愛。我們舉葡萄酒和啤酒的例子來說明，原文是這樣的：「葡萄酒以溫潤之口感，巨大的能量，治癒人並且使人愉悅；啤酒使人的肉變胖，並因穀物的能量和它良好的汁液使人的臉部呈現美麗的色澤。」

儘管如此，聖賀德佳警告人不要過度享受，並提到了節制的優點：「但是如果一個人不能夠節制，飲用過多的葡萄酒或其他的飲料，導致酒醉，那麼他的所有血液都會流動起來並加速運行……在他的血管中以無序的方式流竄……以至於感官和理智也……完全被迷惑，如同河流因為過量的降雨……突然溢出河岸……因為他的頭腦擁有瘋狂與無法駕馭的理智，更勝於正確的感受，他身上的理性已經窒息……並且沉淪。」（PH，第 165 頁）

8.1.1 享受葡萄酒和啤酒

正確的飲料量不僅應顧及酒精量，還要顧及飲料的總量。「但是，人們在任何時候，無論是在夏天，或是在冬天，都應該避免過度喝飲料，因為過多的雨水會透過洪水氾濫破壞土地……但人類不應該過度節制地避免飲酒，因為如果他們……身體乾涸……食物……也不能夠好好的消化……無法帶給身體健康，就像土地……會變得又硬又乾，無法結出好的果實，一旦雨水被剝奪了。」（PH，第 136 頁）

8.1.2 飲料量

用餐配飲料

更常見令人困惱的問題是：究竟吃飯時喝飲料對身體健康有益還是有害呢？聖賀德佳寫道：「當一個人吃飯時，他就像是磨石一般磨著麵粉，努力工作著。（從此工作）（他）……變得溫暖和乾涸……這是口渴。然後，他應該適度喝飲料，然

後再吃食物⋯⋯因為，如果這個人在吃飯的時候完全不喝飲料⋯⋯，他的身心會變得沉重，無法準備血液中的好體液，並且⋯⋯無法好好消化。但是，如果他在吃飯時喝過量的飲料，也會導致⋯⋯可怕的洪水氾濫，從而使身體內的正確體液四處分散。」（PH, 第 131 頁）

飲用水

與葡萄酒和啤酒相比，水作為飲料的價值有限：「但是，水會使人虛弱，有時，如果此人生病，便會在肺部周圍形成粘液，因為水⋯⋯沒有很大的力量。但是，當這個人的身體是健康的，偶爾喝水也不會傷害他。」

8.1.3 豬肉

聖賀德佳的論述具有當代性與時事性，關於這點，我特別以豬肉為例來加以說明。聖賀德佳生後約八百年，Reckeweg 博士對豬肉和豬肉脂肪在炎症、膿液形成、過敏、血管鈣化和皮膚病發展中的角色進行了研究，發表在他著作的小書《豬肉與健康》中，並在書中強調了聖賀德佳聖女的說法。

「豬⋯⋯也吃⋯⋯不潔淨的東西。而且⋯⋯它體內是化膿⋯⋯它的肉⋯⋯既不適合健康人，也不適合病人⋯⋯對他們不好，因為它⋯⋯增加人的粘液和其他有害之物。」（PH，第 401 頁）

在針對 19,000 名學齡前兒童所進行的大規模研究中，柏林大學附屬診所 Charité 於 1999 年得出結論，不吃豬肉的土耳其兒童比德國兒童得到過敏症的可能性，諸如：哮喘、花粉症或神經性皮炎之類的疾病要小得多（Medical Tribune，1999 年 11 月 12 日，標題為：土耳其兒童對過敏症免疫？）。這也證實聖賀德佳的發現至今仍然有效，更增加了人們對她早期說法

的重視。

當今的自然療法實踐者建議人應徹底避免豬肉、香腸、豬肉脂肪和火腿。

她對小麥的描述也顯示出巨大的永恆遠見。聖賀德佳說道：「小麥是溫暖的完全穀粒……但如果有人從此麵粉中將粗粒粉（即粗麵粉）分離出來，並且製成麵包，這種麵包比用真正的麵粉製成的麵包更缺乏力量且更無效用，因為與真正的小麥麵粉相比，白麥粉大幅失去了能量並在人體上產生更多的粘液。」（PH, 第 22 頁）

8.1.4 小麥

她所說的話確定了全麥麵粉（由真正的麵粉製成）的健康價值，我們可以用它來作為更好的替代品，因為現今從小麥所提取的麵粉通常都沒有使用到重要的胚芽和有價值的外殼物質。聖賀德佳的文本有一段文字說：「從這種麵粉將粗粒粉，即粗麵粉，分離出來。」

茄子是聖賀德佳沒有提及與評價的食物。它們屬於茄屬植物的大家族。女修道院院長將「茄科植物」歸類成對心臟和牙齒不適有益且有效的茄屬植物，但並未深入探究其營養價值。不過排斥這類的食物似乎是沒有道理的。

8.1.5 馬鈴薯、青椒和番茄

另一個植物大家族，例如：薔薇科植物，包括了蘋果、榅桲和李子，聖賀德佳對它們的評價截然不同。

至於馬鈴薯，應該要將它們存放在陰涼避光的地方，不能讓它們長出任何含有有毒茄鹼的綠色部位或讓它們在日光下發芽成長。茄鹼主要存在於馬鈴薯皮、芽眼和嫩枝中。煮熟後，茄鹼會從馬鈴薯皮傳輸到水裡面。因此，煮熟和去皮的馬鈴薯是無害的。烹飪前必須去除綠色部位和芽眼。

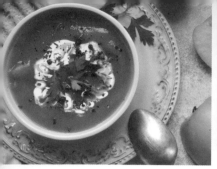
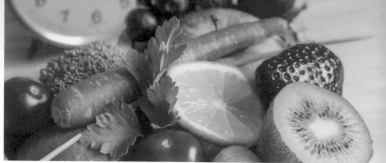

8.2 有關賀德佳飲食的更多信息

優質、全營養和較少受到汙染的食物是維持或恢復健康的先決條件（請參見第 3.3 章 新陳代謝和第 3.5 章 腸道——具有多種任務的器官）。正如一棟牢固的房子必須用正確的材料去建造一般，有機體也需要透過食物獲得正確的基本所需的物質。在對常用食物作總結之前，先引述聖賀德佳有關營養方面有價值的陳述。

8.2.1 早餐和丁可小麥粥

在自然療法中，一天內何時用餐和何時吃主餐的問題也極具爭議。

聖賀德佳對這個問題給出了不同的答案。我們讀到：

對於一個身體健康的人來說，……考慮到對消化的好處與益處……直到中午之前……或中午前後可以不吃早餐。對於生病或虛弱的人……和身體虛弱的人，早上吃早餐是好的，也具療癒性，這樣他至少可以從食物中獲得自己身上沒有的力量。（PH, 第 133 頁）

聖賀德佳在 850 年前就提到了間歇性禁食。女修道院院長還強調可以用一頓熱食，開始嶄新的一天：

當一個人……空腹時，首先他要吃來自農作物和麵粉的餐點，因為（它們）……給予健康的力量。他還應該先吃熱的食物，讓胃暖和起來……因為，如果他先吃冷食，會使胃部變

冷，之後只能用熱的餐點努力地將胃部暖和起來……（當）他的胃部被充分加熱……他的胃裡……的溫暖……要強過之後食物中的寒冷。（PH, 第 133 頁）

一輛停放在戶外的汽車，它的馬達（尤其在冬天），要從冷車發動時，肯定不如暖車那麼順暢。相似的道理，溫暖的食物對於我們的胃和新陳代謝也有同樣的作用。

丁可小麥粥

丁可小麥粥已經證明是很好且有療效的食物。其配製方法如下：

2 湯匙丁可小麥（斯佩爾特）（盡可能新鮮）中等粗磨

½ 杯水

1 撮高良薑

1 撮西班牙甘菊

¼～½ 蘋果，切成小塊

一起煮沸，再小火煮 2～3 分鐘。

如有必要，可加入少許蜂蜜，此食譜也可以稍加修改或添加時令水果、扁桃仁、鮮奶油或聖賀德佳推薦的其他食物。許多人吃了這種溫暖的粥後感到非常愉悅。在我的實踐中，我比較喜歡做的是：

▪ 冬天

一個人在嚴寒的冬天吃很熱的食物，如果他自己的內部是很冷的，……就會（容易）刺激體內的黑色膽汁。但是，若是有人吃冷食……會帶來發燒……但是，若有人在寒冷的冬天在很暖和的地方，吃溫度適中的菜餚……那些菜餚將不會傷害

8.2.2 應季飲食

他。（PH, 第 134 頁）

- 夏天

　　若有人……自己體內是很熱的，在夏天吃熱食，很容易引發痛風。如果他……在夏天……吃非常冷的食物，體內會產生黏液（痰液）……溫度適中的食物……給他帶來好血和健康的肉……（若有人）吃了很多東西……（他的）血液會（變得）……過熱，體液會變糟……如果他之後適度地進食……這會使（他）維持健康。（PH, 第 135 頁）

- 任何時候

　　人們（總是）……應該……小心防範，不要吃滾燙和因潮濕蒸氣而冒煙的食物，而是……等待，因為，如果他吃這滾燙和蒸騰的食物，他的胃部會因此膨脹。（PH, 第 135 頁）

8.2.3 歡樂和悲傷時的飲食

　　但是，如果有人遭受極大的悲傷，他應該吃足夠有益健康的食物，以便在悲傷造成他的負擔時，透過食物使他恢復活力。不過如果他有很大的喜悅，應該適度飲食。（PH, 第 135 頁）

 在悲傷時的飲食注意事項，請參見茴香脂香菊花草茶，第 88 頁。

8.2.4 餐後的睡眠

　　人不應該在用餐後立刻去睡覺，因為食物的味道、汁液以及香味尚未到達它應該去的目的地……（而要）一段短暫時間後才去睡覺，這樣食物的味道、汁液和氣味就不會被帶到不正確的地方……才不會像是靜脈中的灰塵……四處飛散。但如果這個人是……（稍後）躺下一段合理的時間，小睡片刻，他的

血肉會生長，因此變得健康。（PH, 第 132 頁）

聖賀德佳的發現至今仍然讓我們驚訝不已：當地球還經常被認為是一個圓盤時，她已經把我們的星球看成一個球體，赤道區域被太陽照射得最強烈：

太陽……在地球的中間位置最強烈……那個地方的土地……以及其上生長的所有水果和動物……也比其它地方強壯；……在地球的斜坡上（溫帶和寒帶地區）……的土壤以及土地上的果實以及動物……比地球中間地區稍弱些……而且有些國家很熱，有些國家很冷，有些國家很溫和，因此其上的人類、動物與土地上的果實相應於此，然而它們都屬於一種類型，雖然根據太陽的力量，在此處的力量較大些，在彼處的力量較小些。

聖賀德佳說，我們食物的主要部分應該來自當地。異國水果當然可以豐富我們的飲食，但從健康的角度來看，它們最多只可適量食用。

8.2.5 水果多樣性及其產地

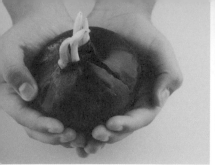
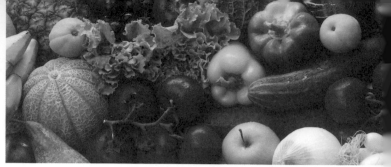

8.3 聖賀德佳眼中的食物

　　關於穀物、蔬菜、香料、水果、主食、魚類、鳥類和肉類，在描述這些類別中的每個個別食物之前，先在此概述根據聖賀德佳的說法，哪些食物適合所有的人，對大家都有益，哪些不太容易消化：

基本上是好食物的有：

- 小麥
- 丁可小麥
- 茴香
- 西班牙甘菊
- 肉荳蔻
- 紅花百里香（Aesche）
- 鹿（Hirsch）
- 山茱萸
- 山楂（Mispel）
- 柏（Quitte）
- 扁桃仁

- 南瓜
- 栗子
- 鷹嘴豆
- 梭子魚（Hecht）
- 鱸魚（Barsch）
- 神香草
- 肉桂（Reh）
- 綿羊（Schaf）
- 山羊（Ziege）
- 葡萄酒醋
- 鹽（適量）

應避免以下食物：

- 大麥
- 小米
- 小扁豆
- 酸模（蘋、蓨蕪）
- 韭菜
- 薑（重病除外）
- 草莓
- 桃子
- 李子（Pflaume）

- 鮭魚
- 鰻魚
- 蛤蠣
- 菇類
- 鵝
- 馬
- 豬
- 鹿松露（Hirschtrueffel）

未評級，囚為未提及：

- 馬鈴薯
- 番茄

- 青椒
- 茄子

以下幾頁描述了最重要的食物，以表格列出、除了加以解釋外並基於聖賀德佳的陳述給予評價。

其代表的意義是：

＋＋　　表示：好（有療癒力）

＋　　　表示：有限的／有條件的好

－　　　表示：僅部分有益

－－　　表示：比較無益處

8.3.1 營養表

五穀雜糧

	健康	生病的	正面影響／應用
丁可小麥 （PH 1.5）	＋＋	＋＋	最有價值的穀物，有利於造血（正確的血），提高肌肉和身體耐力（正確的肉），平衡情緒和提振心情，支持人獲得生活的喜悅（透過所謂的幸福荷爾蒙）
大麥（PH 1.4）	－	－	
燕麥（PH 1.3）	＋＋	－	適合健康的人或生病不嚴重的人。 有利於心情和情緒、使頭腦清楚和有良好的體質（健康肌肉）
黑麥（PH 1.2）	＋＋	－	黑麥麵包使人有力氣，使過重肥胖的人減少肥肉。
小麥（PH 1.1）	＋＋	＋＋	溫暖。全麥麵粉非常健康（全營養麵粉）。 全麥麵粉製成的麵包對健康人和病人都有好處，特別是對身體耐力和造血有好處

蔬菜

	健康	生病的	正面影響／應用
酸模（PH 1.41） （紅酸模）	－－	－－	
四季豆 （PH 1.7）	＋＋	＋	豆粉對所有的人來說都容易消化，特別推薦四季豆粉給健康的人
薊（PH 1.99）	－	－－	
豌豆（PH 1.6）	＋	－－	可以給血液溫暖的人滿滿的活力
茴香（PH 1.66）	＋＋	＋＋	有益於大腦、消化，從體內變暖、減少腐敗物，適用於所有形式的製劑，包括茴香粒

根據賀德佳對食物的評價：

＋＋ 好（有療癒性）／＋有條件的／限量的好／－有條件適合／－－比較不合適

負面影響／限制	提示
小	參見第四章 全家藥櫃——丁可小麥，第67頁
不適合健康的人和病人	參見第四章 全家藥櫃——大麥，第96頁
不適合經常生病或很快感到冰冷的人	參見第四章 全家藥櫃——燕麥，第102頁
不適合消化不良的敏感胃	
白麵粉麵較無法帶給人力量	白麵粉會造成粘液，即使是煮熟的穀物 參見8.1.4 小麥及本書第202頁

負面影響／限制	提示
不是人類的健康食品	對牛有用
只適合某類的病人	
不適合生食；不適合病人	
體質寒和虛弱的人應該 避免，「因為 它……會引起很多痰液。」	
	也可以生吃 參見第四章 全家藥櫃——茴香，第85頁

	健康	生病的	正面影響／應用
黃瓜（PH 1.88）	－	－－	
小米（PH 1.9）	－－	－－	
鷹嘴豆（PH 1,191）	＋＋	＋＋	從內部變得溫熱，易消化
捲心菜（PH 1.84）	－	－－	
南瓜（PH 1.87）	＋＋	＋＋	對健康的人和病人都很好
韭菜（韭蔥）（PH 1.81）	－－	－－	
扁豆（PH 1.8）	－－	－－	
蘿蔔（PH 1.90）	＋	－－	對強壯和肥胖的人而言，有益於大腦和解毒
甜菜（PH 1.89）	＋	＋	
沙拉菜（萵苣）（PH 1.91）	＋	＋	食用時，將沙拉醬汁與蒔蘿、醋或大蒜混合；強化大腦，促進消化
芹菜（PH 1.69）	＋	＋	煮熟後可以促進新陳代謝，並提供良好的體液

香料

	健康	生病的	正面影響／應用
北艾（PH 1.107）	＋	＋	烹煮有益健康，可以溫暖胃和消化器官；在誤食糟糕的食物後，加上肉或脂肪一起煮熟的北艾有助於「去除腐敗物」

根據賀德佳對食物的評價：

＋＋ 好（有療癒性）／＋有條件的／限量的好／－有條件適合／－－比較不合適

負面影響／限制	提示
會活化壞的消化液；不適合病人，（使）體液中的苦味流動起來，（不）適合病人。	
只可充飢，但不給力量	
捲心菜只能被健康、瘦弱的人消化；不適合生病或超重的人食用	
不應該生食，用任何形式烹煮都不適合病人，因為它透過「腐敗物」造成新陳代謝的壓力	
只能夠充飢，無法使人有力氣，也會產生不良的消化液	
對病人或瘦弱的人有害	蘿蔔食用前，應仔放在潮濕的地上2～3天 參見第四章 全家藥櫃——白蘿蔔，第166頁
不推薦用於哮喘患者	生食時得完全去皮，煮熟後會更易消化
如果沒有這種沙拉醬汁，則不應食用，否則會對大腦和胃造成傷害	參見第四章 全家藥櫃——樟腦，第116頁
不適合生食，因為它會導致不利的體液	參見第四章 全家藥櫃——芹菜，第179頁

負面影響／限制	提示

	健康	生病的	正面影響／應用
西班牙甘菊 （PH 1.18）	＋＋	＋＋	抗炎，促進頭腦清晰與好血液並消除不良代謝物
刺蕁麻 （PH 1,100）	－	－	食用從土裡長出來新鮮剛採摘的嫩葉；清腸胃
蒔蘿（PH 1.67）	－	－	煮熟吃對痛風有益
高良薑 （PH 1.13）	＋＋	＋＋	有療效的藥用香料
金錢薄荷 （PH 1.105）	＋	＋	尤其適合瘦弱或虛弱的人。 由於其具有綠色生命力，可將它用作湯品、肉品或烘焙食品的添加劑
薑（PH 1.15）	－－	－	對於非常虛弱或年老的人，可在生命末期將薑磨粉後放入早上的湯中，用來改善身體狀態。
細葉香芹 （Kerbel） （PH 1.70）	－－	－－	
大蒜（PH 1.79）	＋	＋	只適合生食並且要適量食用
葛縷子 （PH 1.17）	＋＋	－	使健康的人頭腦清晰，對呼吸急促、肺病患者能夠幫助排痰
圓葉當歸 （PH 1.140）	－－	－－	
辣根 （PH 1,119）	＋	－－	「軟的」和新鮮的，對健康和有力氣的人有益。
香蜂草 （PH 1.59）	＋＋	＋＋	暖身，使心快樂，對脾和心臟有益
肉荳蔻 （PH 1.21）	＋	－－	有益於心臟和感官，能夠平衡情緒和振奮心情

根據賀德佳對食物的評價：
＋＋ 好（有療癒性）／＋有條件的／限量的好／－有條件適合／－－比較不合適

負面影響／限制	提示
	與所有食物搭配，適合生病和健康的人 參見第四章 全家藥櫃——西班牙甘菊，第53頁
永遠不要生吃	參見第四章 全家藥櫃——刺蕁麻，第58頁
千萬不要生食	參見第四章 全家藥櫃——蒔蘿，第66頁
	參見第四章 全家藥櫃——高良薑，第92頁
不適合健康或超重的人	
沒有推薦	
	老的大蒜僅作為其他菜餚的添加物使用
不適合身體虛弱或有心臟問題的人	煮熟或烘焙的奶酪加葛縷子更易消化
要加上其他香料適量烹煮食用	
	參見第四章 全家藥櫃——肉荳蔻，第145頁

	健康	生病的	正面影響／應用
歐芹（PH 1.68）	－	－	
胡椒（PH 1.16）	－	－	吃菜餚會感覺噁心，或脾臟有問題時配麵包吃
紅花百里香（PH 1.32）	＋＋	＋＋	皮膚病的人，宜用肉或菜泥煮熟後再食用
黑種草（PH 1.12）	－－	－－	
芥末（野芥末）（PH 1.93）	－	－－	對健康和苗條的人不會帶來負擔
甘草（PH 1.19）	＋	－＋＋	對聲音、頭腦、眼睛、消化都有好處
神香草（PH 1.65）	＋＋	＋＋	經常食用，有利於消化和新陳代謝。「它可以驅除體液中的病態和腐爛的泡沫。」
肉桂（PH 1.20）	＋＋	＋＋	促進良好的新陳代謝
洋蔥（PH 1.82）	＋	＋	要烹煮，「因為火能減少其中的有害物質。

水果

	健康	生病的	正面影響／應用
蘋果（PH 3.1）	＋＋	－＋	溫和，易消化，生食適合健康的人，煮熟人人皆宜
梨（PH 3.2）	－	－	煮熟或脫水後的梨有利消化
歐洲木莓（PH 1.170）	＋	＋	適合所有人，易於消化

根據賀德佳對食物的評價：
＋＋ 好（有療癒性）／＋有條件的／限量的好／－有條件適合／－－比較不合適

負面影響／限制	提示
	生吃 請參見第四章 全家藥櫃——歐芹，第152頁
吃菜餚會感覺噁心，或脾臟有問題時配麵包吃	
	參見第四章 全家藥櫃——紅花百里香，第157頁
不幫助任何人	
不適合體弱多病、肥胖者，會造成 新陳代謝和胃部負擔，導致呼吸急促	
	參見第四章 全家藥櫃——甘草根，第182頁
不要生食	與任何食物一起煮都是好的
	要使用錫蘭肉桂，它不含任何對肝臟有害的香豆素
生吃「有害，如同無益藥草的汁液」	

負面影響／限制	提示
不適合病人生食	老、乾癟的蘋果對每個人都有益處
適量食用，否則可能引發偏頭痛和呼吸急促	參見第四章 全家藥櫃——熊茴香，第45頁
	參見第四章 全家藥櫃——歐洲木莓，第59頁

	健康	生病的	正面影響／應用
海棗（PH 3.17）	＋	－	煮過後的海棗可以強身
草莓 （PH 1,171）	－－	－－	
無花果 （PH 3.14）	－－	＋	可以強化虛弱的病人，一旦改善／恢復即停
接骨木 （PH 3.44）	－	－	
櫻桃（PH 3.6）	－	－－	對健康的人無害
山茱萸 （PH 3.40）	＋＋	＋＋	對健康人和病人都有淨化作用並強化胃部
桑椹（PH 3.9）	＋	＋	「治療人甚於……傷害人」
歐楂（PH 3.13）	＋＋	＋＋	「對健康和生病的人都有用和有益……因為它們……淨化他的血液。」
桃子（PH3.5）	－－	－－	
李子（PH 3.7）	－	－－	
榅桲（PH 3.4）	＋＋	＋＋	性溫，熟食或烤食，對健康的人和病人都有好處
檸檬（PH 3.18）	＋	＋	「果實……抑制……人體內的發燒，因為它們的良好溫暖和良好的力量。」

根據賀德佳對食物的評價：
＋＋ 好（有療癒性）／＋有條件的／限量的好／－有條件適合／－－比較不合適

負面影響／限制	提示
不宜過量	
對病人和健康的人都不適合；由於它們靠著地面生長，因此會造成粘液	醫學上的建議：草莓容易發霉並引起過敏
不適合健康的人	健康人只可用酒或醋醃製，適量吃
少有用處	
不適合病人，因為它會造成新陳代謝上的負擔，「本身就沒有完美的溫暖」。	
	參見第四章 全家藥櫃—— 山茱萸，第123頁
	參見第四章 全家藥櫃——桑樹，第135頁
	參見第四章 全家藥櫃——歐楂，第142頁
對胃和體液不健康	
會產生不健康的膽汁，因此是有害的，也可能引發其他疾病	只適合健康的人，需適量食用 「誰若……身體健康，可以消受它……應該適量食用。」 參見第四章 全家藥櫃——李子樹，第155頁
	成熟時也可以生吃（用刨絲器刨小） 參見第四章 全家藥櫃——榲桲，第159頁

堅果

	健康	生病的	正面影響／應用
栗子（PH 3.12）	＋＋	＋＋	「對任何疾病都有用」
榛果（PH 3.11）	－	－－	對健康人既無害也無用
扁桃仁（PH 3.10）	＋	＋	對記憶力、消化、肺和肝臟都有益
胡桃果仁（PH 3.3）	－	－－	有條件地適合健康的人 「健康的人可以消受它們。」
草莓（PH 1.171）	－－	－－	

魚

	健康	生病的	正面影響／應用
鰻魚（PH 5.33）	－	－	
鯔魚（PH 5.31）	＋＋	＋＋	「對病人有益，對健康的人也有益處」
鱸魚（PH 5.17）	＋＋	＋＋	對健康人和病人都有好處，因為它吃「好的而且又有療癒力的植物」
鱒魚（PH 5.15）	－	－－	只適合健康人 「健康的人，它不會傷害他們。」
梭子魚（PH 5.9）	＋＋	＋＋	對健康的人和病人都好，因為它們吃「乾淨的食物」
鯡魚（PH 5.22）	－	－	
鯉魚（PH 5.11）	＋	－－	有條件適合健康的人
螃蟹（PH 5.32）	＋＋	－	適合健康人和病人

根據賀德佳對食物的評價：
＋＋ 好（有療癒性）／＋有條件的／限量的好／－有條件適合／－－比較不合適

負面影響／限制	提示
	參見第四章 全家藥櫃——栗子，第73頁
不適用於病人，會導致呼吸困難。	
	參見第四章 全家藥櫃——扁桃仁樹，第134頁
不適用於病人，過量食用會引起發燒	堅果油是健康的、營養豐富，還能提振情緒，但它會導致病人呼吸困難
不利於病人和健康人；容易生痰，因為它們貼近地面生長	草莓容易快速發霉並引起過敏。

負面影響／限制	提示
不適合。像豬肉一樣不純淨	
不適合病人 「生病的人不適合吃。」	
新鮮的不適合人吃，烤的比煮的好。	
對病人有害	
不適用於胃和消化系統弱的人	

	健康	生病的	正面影響／應用
鮭魚（PH 5.5）	－ －	－ －	
貝類（包含有殼的魚）（PH 5.19）	－ －	－ －	
鰈魚（PH 5.14）	－	－	
鯰魚（PH 5.6）	＋＋	＋＋	對健康人和病人都有好處

家禽

	健康	生病的	正面影響／應用
鴨子（PH 6.12）	－	－ －	僅適用於健康的人；要吃烤的
野鴨（PH 6.12）	－	－	比家鴨更健康
鵝（PH 6.10）	－	－ －	僅有條件地適合健康的人；用鼠尾草和其他草藥填充後烘烤。烘烤時必須「噴上酒和醋，使脂肪流出」。
公雞／母雞（PH 6.13）	＋＋	＋	對健康的人有益，有條件適合生病的人；對重病者，要加上其他肉類一起烹煮，但不要煎炸
鷓鴣（PH 6.15）	－	－ －	有條件的適合健康的人
鴕鳥（PH 6.2）	＋	－ －	非常適合作為超重人的飲食
鵪鶉（PH 6.47）	＋＋	－ －	對健康的人有用

根據賀德佳對食物的評價：
＋＋ 好（有療癒性）／＋有條件的／限量的好／－有條件適合／－－比較不合適

負面影響／限制	提示
「對所有的人都不好，因為它引發所有的壞體液……」	
對健康的人和病人都不適合，因為貝類吃不潔的食物	
它們吃不潔淨的食物，不適合健康的人和生病的人	

負面影響／限制	提示
不適合病人	吃鴨蛋有害
不適合病人	蛋和脂肪不適合食用，因為它們會使你生病
常食用會造成重病者胃部的負擔	雞肉是更細緻的，雞蛋對病人更好 參見雞蛋，第306頁
不合適病人	
不合適瘦弱者	
不適合病人	

牲畜

	健康	生病的	正面影響／應用
兔子（PH 7.18）	－ －	－ －	
鹿（PH 7.10）	＋＋	＋＋	因為它吃純淨的食物，所以對健康的人和病人都有用；屬很溫性，煮後食用可以潔淨胃部。
馬（PH 7.8）	－ －	－ －	
狗（PH 7.11）	＋＋	＋＋	對健康人和病人都非常有用，因為牠會尋找藥草和健康食物來吃。經常食用可以潔淨新陳代謝並增強免疫系統。狗的肝臟支持腫瘤疾病，能夠淨化人。
牛肉（PH 7.14）	＋	－	適合血熱的人
綿羊（PH 7.15）	＋＋	＋＋	在夏天對所有的人都好
豬肉（PH 7.17）	－ －	－ －	
山羊（PH 7.16）	＋＋	＋＋	對健康的人和病人都有好處，特別是對患有疝氣和胃敏感的人。山羊奶對肺部問題有好處

更多食物

	健康	生病的	正面影響／應用
奶油（PH 1,182）	＋	＋＋	對健康的人和體重正常的人有好處；也適用於肺部生病的病人（若有人「氣喘或咳嗽」），消瘦的人──那些「身體乾涸」的人，它會從內部治療他們
雞蛋（PH 1,186）	－	－ －	適量食用有益處。軟雞蛋比硬雞蛋更容易消化，後者會導致胃部不適

根據賀德佳對食物的評價：

＋＋ 好（有療癒性）／＋有條件的／限量的好／－有條件適合／－－比較不合適

負面影響／限制	提示
不適合健康的人和病人	
對健康人和病人來說均不適合。	
不適合快速感到寒冷的人，因為它的肉會促進寒性	
在冬天對人不好，因為它會促進寒性	
不適合健康人和病人，豬什麼都吃，包括不潔之物，這會加重新陳代謝的負擔	參見第8.1.3章 豬肉（避免豬肉），第280頁
	「山羊……可以吃到八月份，八月份吃公山羊是好的；不過小山羊……適合吃到秋天。」

負面影響／限制	提示
對超重的人，只能適量食用	「牛的奶油比綿羊或山羊的奶油更好。」
不適合病人以及消化和代謝功能弱的人	參見雞、鵝、鴨

	健康	生病的	正面影響／應用
酒醋 （PH 1,184）	＋＋	＋＋	適合加在所有菜餚中，但不要影響食物本身的味道。它可促進消化，緩解新陳代謝的負擔。
大麻（PH 1.11）	＋＋	＋	種子對健康的人和病情不嚴重的人具有治療作用，易於消化並支持新陳代謝
鹿松露 （PH 1.34）	－－	－－	
蜂蜜 （PH 1,179）	－	－	煮過的蜂蜜有條件地適合消瘦的人。「煮過的蜂蜜和很好的去泡的蜂蜜」對大家「不會造成太大的傷害」。
牛奶 （PH 1,181）	－	－	「來自乳牛、山羊、綿羊的奶……在冬天更有療癒力」 病弱者可適量食用，四季皆宜，冬季宜配醃刺蕁麻根，較容易消化。
橄欖樹 （PH 3.16）	－－	－－	
蘑菇 （PH 1,173）	－		
鹽（PH 1,183）	＋＋	＋＋	適量食用鹽是有用的，可以強化人和治療人。吃「無鹽食物」，讓你「內心不冷不熱」。
葡萄（PH 3.54）	＋	－	葡萄酒對血液有益 「葡萄酒……是純淨的話……會造出健康的血液。」
糖（PH 1.180）	－	－	為瘦弱者提神

根據賀德佳對食物的評價：

＋＋ 好（有療癒性）／＋有條件的／限量的好／－有條件適合／－－比較不合適

負面影響／限制	提示
如果醋的味道比食物的味道濃，則是過量，有害	
不適合身體虛弱或生病、胃虛的人	
不易消化	
不適合體重過重的人，因代謝壓力過大	蜂窩不適合，會加重肝膽負擔
夏季對健康人有害	
橄欖油只能有條件地作為食物，因為它使食物「難以消化」	「但它適用於很多藥物中。」
蘑菇 不太適合人，會造成粘液	
過多的鹽對肺和肝臟有害	使用鹽的方式要以食物的味道為主
未過濾的葡萄酒不適合人喝 「混濁的（酒）會使（血液）變壞。」	強烈的，濃郁的葡萄酒應該用水稀釋，否則會過度刺激新陳代謝 參見第四章 全家藥櫃——葡萄藤，第197頁
糖應該要乾燥過	使用生蔗糖或全營養甜菜糖

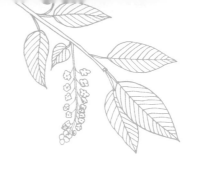

9

為自己的
生命作定位

聖賀德佳式的
全人生活

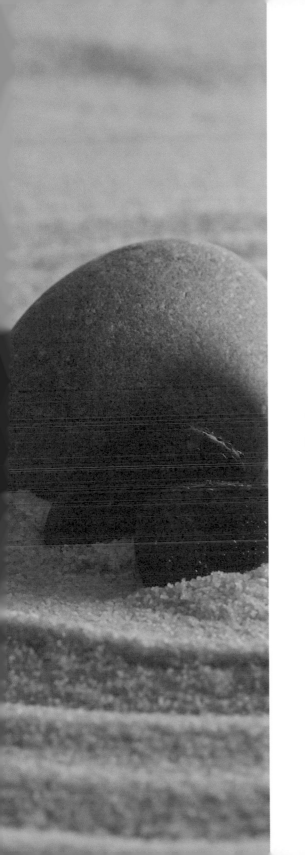

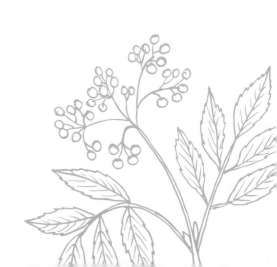

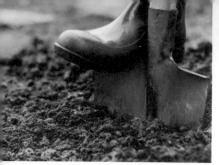
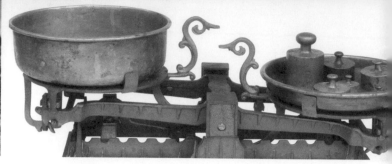

9.1 節奏與節制

第一次與聖賀德佳永恆思想的邂逅，是接觸到她對自然療法與食物療效的見解。然而，女修道院院長所關注的範圍遠超過此，涉及了整個人的生活方式。聖本篤會規為她提供了一個基本的方向：「Ora et laba」（祈禱和工作）。乍看之下，似乎一點都不吸引人。但是，如果將這兩個詞彙稍作轉譯，變成「努力工作和休息」、「忙碌和放慢腳步」、「汲汲營生和回歸內在」、「動如脫兔和靜如止水」，我們可能比較容易找到通往祈禱與工作的渠道。

聖本篤會規的基礎配合著大自然界的節奏，具有強大的療癒力量，這節奏也有促進健康的作用。《會規》觸及人類生活的各個不同面向，例如：工作和休息、飲食和禁食、甦醒和入睡等等，而且應該要配合個人的需要來制定，也應該根據每個人不同的體質而定，例如：對於某些人來說 6 到 7 個小時的睡眠就綽綽有餘了，而其他人則需要 8 到 9 個小時才夠，才能在早晨起床後感到獲得了充分的休息，恢復了活力，可以開始新的一天。很清楚的事情是：沒有一個尺度能夠適合所有的人。

聖賀德佳談到正確的尺度，即生活各個領域的「中道」。她指責過於嚴格的禁食，同時也斥責暴飲暴食。她用來說明「過」猶「不及」的圖像令人印象深刻。她描述到，有些人擁有乾枯、被晒裂的土地，無法用它來務農，另一些人則擁有剛播下種子的田地，但是傾盆大雨降下，沖走了地上的種子。

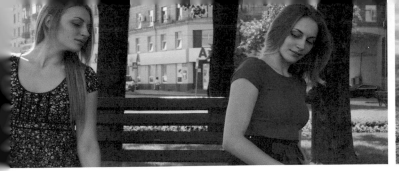
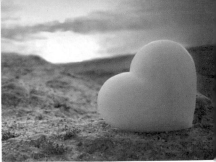

9.2 平衡的靈魂

聖賀德佳絕不是一個生活在中世紀黑暗時期離群索居的婦女。恰恰相反，她強調生活樂趣的重要性。為此，人應該照顧好自己的身體，好好保養它，使得靈魂喜歡住在身體裡面。聖賀德佳將靈魂視為是「天主聖神的氣息」（LDO, 第 155 頁），它滲透在全身。她描述靈魂的兩種力量，其一是向天仰望的力量，讓人感受到上帝，其二佔據了整個身體，以便讓人帶著喜悅快樂地工作。因此，在物質層面上，靈魂是所有生命歷程的「組織者」，而在精神層面上，靈魂是朝向「上界」的連接者。靈魂「總是因行善而喜樂……人類透過靈魂的力量變得欣欣向榮。」（LDO, 第 155 頁）

9.2.1 和解

聖賀德佳將人與上帝之間的關係比喻成粘土和陶工，或受造物和造物主。既然人類沒有創造自己，他就可以向上仰望，仰望他的造物主。這是聖賀德佳的核心思想之一：我們並不孤單。她一次又一次地描述著，上帝如何鼓勵著我們向祂祈求，並且轉面朝向祂。特別明顯的是在和解（寬恕）的這件事情上。本篇會從四個層面來描述：

- 與自己和解，
- 與人類同胞們和解，
- 與大自然和解
- 與神和解。

往往與自己的生命和生命破碎之處和解是最難的一件事。

從積極的方面來說，這可能意味著：

- 疼愛自己，

- 接納自己，

- 不要對自己提出過度的要求，

- 自我批判時，要富有慈悲心。

對大多數人來說，與那些讓他們受苦的人和解是一件非常困難的事情。心理學的研究結果顯示，無法寬恕或是仇恨情緒──儘管在嚴重受傷的情況下，這種最初的情緒可以被理解──最終它們會傷害受害者本身的身心。所以，如果我們能夠寬恕，即使在很長一段時間之後，也算是為自己做了一件好事。

與我們的鄰人和解是可能的：

- 在真實的相遇中，

- 在思想（也可與過世的人），

- 在視覺化當時的情境下，

- 透過電話，

- 以書面形式（寫信），

- 在禱告中。

人類此時此刻的生命畢竟是有限的，因此，與我們的創造者、救主和救世主耶穌基督和解，總該是一件很重要的事吧！在任何時刻，即使是在生命的盡頭，上帝跟我們承諾過，會提供我們最後和解的機會，聖賀德佳鼓勵我們：

臨終的時候，如果沒有神父在場，一個人應該向另一個人

告明罪過；如果沒有任何人在場，他也可以在四大元素面前，獨自向上帝坦白過犯。（第 6 個神視，當知之道〔Scivias〕的第二部分，85，第 255 頁）

對著靈魂的牧者作口頭上的告解也可以是很療癒的。

在這個時代，與大自然和解比以往任何時候都更具治療性、並且有其生命的必要性與時代的意義。聖賀德佳的話語確實是預言性的，因為她聽到了：

元素的控訴：我聽到一個從世界的元素傳來的響亮聲音，它對著那個男人（上帝）說：「我們不能按照主人規定我們的軌道運行，來完成我們的道路。因為人們邪惡的作為像磨坊一般地把我們翻轉過來。我們因染疫而發臭，我們渴求著正義的實現。」（LVM, 第 163 頁）

造物主給出的答案是：在世界的巨型網絡中，人類、人自然、宇宙和上帝緊密交織成一體。

你們不是日日夜夜都看得到我嗎？當你播種時，當種子被雨水澆灌，當植物欣欣向榮生長時，你們沒有看到我的臨在嗎？

所有的受造物都渴望它們的創造者，並且了然於心：有人創造了它們。相對於它們，人類是背叛者。（LVM, 第 163頁）

即便如此，修道院的女院長還是提醒和告誡道，我們得為自己的作為負責，願意承認自己的錯誤，以及錯誤的思想、態度和作為，並重新調整自己，把內在的偉大彰顯出來。據聖賀德佳所知，懺悔中存在著一種非常特殊的力量，甚至可以改變世界。這是擺脫自我封閉，與他人、上帝，最終與自己建立新關係的一種方式。

聖賀德佳為此使用了術語「*compunctio cordis*」。（LVM，第221頁）它的意思是被感動、被觸動，在某些情況下，它甚至是被震撼，直搗內心深處。

在生命中，我們留下了積極和消極的軌跡。亞味拉的大德蘭（Teresa von Ávila）寫了一句安慰人心的話：「往前走，不要怕弄髒你的雙腳。」

9.2.2 振奮和鼓勵

聖賀德佳也知道這件事。她了解治癒人心的必要性——更好說是「迫切必須性」，這讓人能夠重新開始新生命，擺脫生命中錯誤的定位，促進身體和靈魂的復元與精神和心靈的發展，並且創造成功的生命。

我們很高興知道，心靈的治癒會在生命的各個領域上造成可能的逆轉，並且讓新的契機得以開展。在這種時刻，上帝也會來幫助我們，特別是在我們與上帝交談時。聖賀德佳聽到天上的聲音說：「那些透過聖神的啟發而由人心發出的禱詞，將上升直達天庭。」

忠誠、善意和深思熟慮的人，也許特別容易陷入一種危險，也就是因為自己遠遠不及本身潛能的發展而深感痛苦，從而對自己的限度和不完美感到挫敗。教會的聖人和教會的聖師們受到委派，告訴所有的人：「對上帝而言，人類良善的意願是一股迷人的香氣」（LVM, 第303頁）。這句話，可以避免我們過度要求自己。

最後，從聖賀德佳的角度來看，上帝不以成功與否來評價我們，而是要看我們所作的努力以及我們是否有心轉向天堂的事物而定。「*Ora et labora*」意味著，除了工作之外，還有時間靜心和祈禱，有時間為自己和「天上」連線。與天上連線可以有多種形式：祈求、感謝、訴苦、唱歌以及保持靜默。

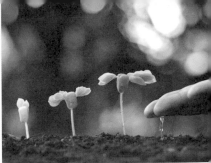

9.3 韌性和人生目標

相信天上的力量會陪伴人們，即使在危機中也會給予我們幫助，這樣的信賴可以讓我們的內心產生力量和韌性。通常可以讓我們更好地面對命運、失敗、損失和悲傷等所帶來的打擊。這靈魂的免疫系統，類似於身體的免疫系統，人們通過它從所處的情況中變得更堅強。心理學中有個專業術語叫作「韌性」。有韌性的人能夠更好地處理負面經驗，而不是一生背負著它們。此外，根據最新有關韌性的研究，人們因為有韌性，更能夠為他人挺身，更顯自信。

人類在生命的旅程中，一定會有這些問題伴隨著：我從哪裡來？我到哪裡去？這一切究竟是為什麼？在我診所的診間裡，我常和患者討論這些問題，並有以下的經驗：知道生命是有限的，知道目標是重要的事。對基督徒來說，這個目標意味著：獲得永生，與上帝同在。

聖賀德佳指出了一條道路，它的特點在於，知善惡、痛改前非和重新定位的可能性，並且在所有追求善行的道路上，獲得天上力量的幫助。因此，讓我們在世界終結時，也同樣懷抱這樣的希望，「當元素……被淨化了，那麼，人類也應該從死亡中復活…… 並獲得比最初受創造時更大的榮耀。」（LDO，第 385 頁）

因此，聖父、聖子和聖神三位一體的上帝顯示自己，祂是

9.3.1 韌性

9.3.2 重振自己的生活

愛，是那擁抱我們和地球的愛。

　　聖賀德佳所關心的重點和她的著作，不該被視為一種道德訴求，而是提供我們一個機會和幫助，讓我們能夠更加輕鬆和充滿希望地生活，這真是一件美好的事情！

　　所以我希望聖賀德佳在自然療法上的啟發，不僅只超越，還更能指導並幫助我們朝向成功和充實的生命走去。

祝福大家平安順利

浦多科 Michael Ptok

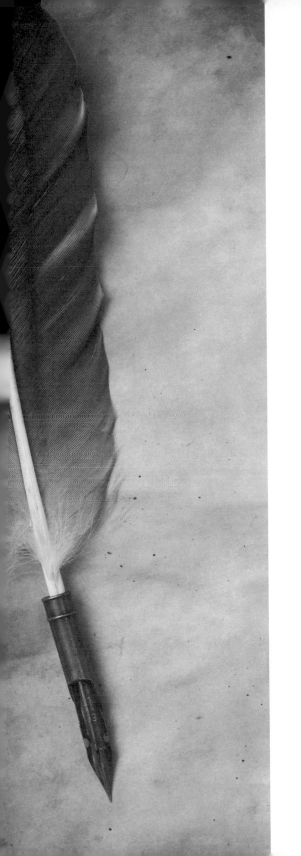

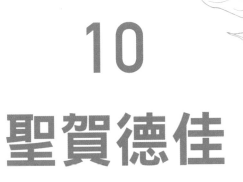

10

聖賀德佳

的作品

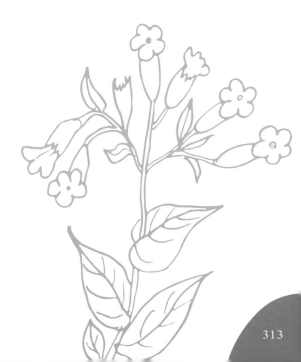

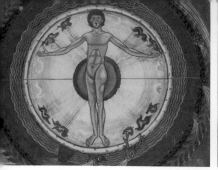
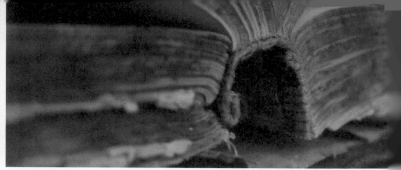

10.1 生命的功德書——畢生成就（LVM）

《畢生成就》（Liber vitae Meritorum）是聖賀德佳第二部
大型的神學著作，寫於 1158～1163 年。此書以戲劇的形式呈
現，描述了人類破壞性和建設性力量之間的衝突。聖賀德佳稱
這些力量為「惡習」和「美德」，並以 35 對互相對立的形式
歸類了它們。美德和惡習的字眼，在當今聽起來相當「老掉
牙」，而且過於道德性，但是，它們卻具有永恆不變的成分：

　　我們透過對美德與惡習這兩個術語的起源的理解，可以找
到它們針對自己的生命可能擁有的意義：美德在語言學上源於
「合適的，有用的」，這樣翻譯它們，立刻賦予它們一種不同
的特質；惡習與「造成自己負擔」、「背負重擔」或「過度負
荷」有關，其實大多數人也從本身的經驗中體會過這一點。

　　在美德與惡習的對話中，聖賀德佳總是讓敵對的一方先上
場開口說話，這個惡習只關心自己的好處，第二個上場答覆的
才是美德，對關心其他人的，它所給的答案非常積極，並且扭
轉了惡習的看法。

　　乍聽下，惡習的說詞似乎很容易說服人，例如：
「我為什麼折磨自己，為別人努力？」（心硬）
「我為什麼要忍飢受餓？」（暴食）
「誰能夠一直都說實話？」（謬誤）

，美德的答案昭示了惡習的破壞性和敵意的力量：

「哦！你這個鐵石心腸的人，你在說什麼？……我是緩解痛苦的膏藥，我的話語安慰人心……」（慈悲相對於心硬）

「沒有人會如此彈奏豎琴，以致於琴弦斷裂。」（節制）

「喔！你的舌頭有如蛇信一般。」（真理）

聖賀德佳將美德視為上帝賦予的力量，同時也希望它們能夠付諸實踐。因此，它們不是一種道德訴求，以迫使人們屈服其下，而是彰顯出惡習的表面優勢會發展出對自身的傷害。例如：那些不顧他人，只顧自己利益的人，因為心硬，在自己周圍築起高牆，使自己陷入可能的孤獨和痛苦的危險之中。團體感、同情心以及有意義的目標和希望是充實並使人生美滿的基石。針對此點的救補藥方是：

洞察到自己需要改變，並且願意去作改變。

無論從生命成功和充實的角度來看，或是更廣義的從健康和整全的生活來看，這部神視作品都很值得我們密集地研讀，書中 35 種美德與惡習成雙成對並列出現。例如：

愛戀世俗	愛慕天國
心硬	慈悲
憤怒	耐心
暴飲暴食	飲食有度
無神論	虔誠
謬誤	真理

爭執	和睦
放縱	節制
驕傲	謙遜
嫉妒	愛
淫蕩	貞潔
不正義	正義
多變	穩定

　　書中對惡習的戲劇性描述和可能的懲罰，在閱讀之初可能
會令人惱火。然而，在文本中，我們明顯地看到人們很容易受
到誘惑，並用習以為常的思維模式和行為方式對待他人和自
己，因而造成健康和精神上的傷害。在這種個人與破壞性力量
的對抗當中，聖賀德佳看到了以下的目標：人類不斷地重新反
思自己的發展歷程、並且去克服和改變這個歷程。這不僅需要
自己的努力，天主力量的美德——正如女修道院院長所見——
會來幫助所有懷著良善意願的人們。

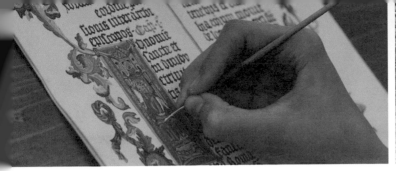

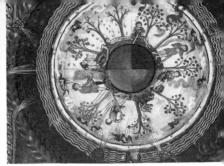

10.2 聖賀德佳的自然（療法）著作

聖賀德佳關於自然醫學的著作有一種本質上的特徵：她作為本篤修道院會士並且熟諳修道院醫學，所指出的是一條不同的知識道路，這條路通向神學，並且——根據她的評論——也引導人們走向自然醫學的知識寶藏。

這是來自她的一項不凡的「內在神視」禮物。在她最後一部大部神學著作《天主的化工》一書中，她寫道：

然而，在所有生物中，即在動物、爬行動物、鳥類和魚類以及植物和樹木中，隱藏著天主的秘密，不為人類和任何其他生物所知所覺，除非天主特別將它們啟示給人（LDO, 第 207 頁）。

透過這種神視——正如她自己的說法——即一種感知力或「千里眼」的透視能力，她能夠比其他人「看到」和描述更多的東西。聖賀德佳談到「內在之眼」和「內在之耳」，通過這種方式，她認識到植物、生物、食物和寶石隱藏其內的價值及其作為藥品的適用性。她使用拉丁術語「精微力量 *subtilitas*」來表示這種特殊作用力的品質——這個拉丁詞可以粗略地翻譯為「微妙的特性」。聖賀德佳憑藉內在視覺的天賦，從個別藥材與食物的外表看到了它們的特殊品質，並且將它們分類成溫性、寒性、燥性或濕性，以及它們各自對健康或疾病（導致虛弱）的關係。

10.2.1 聖賀德佳對自然（療癒）的描述

在聖賀德佳的作品中，有另一個很重要的概念，那就是「viriditas」，綠色的生命力量。這可以理解為是一種賦予生命、療癒和維持生命的力量。按照我們德文的說法，「食物Lebensmittel」這個詞，很清楚地可以看出食物是生命的支持者和維持者。在我多年的醫學和自然療法實踐中，聖賀德佳在兩部自然醫學著作中帶給我們的訊息都獲得很好的證明。從更廣泛的意義上來講，第二部神學著作《畢生成就》（LVM）也可以算作是自然醫學用書之一。

聖賀德佳自然療法著作的一個特點是同時使用了雙語。除了拉丁語作為學者們的語言之外，還加上了德語術語。這可以解釋為此療法被當時人實際應用著（R. Hildebrandt, 2000）。

10.2.2 作者問題

今天流傳下來的博物學和自然醫學作品是：「*Cause et curae*」，翻譯為《疾病的起因與治療》，以及醫藥書，翻譯為《醫藥書——大自然受造物不同屬性的精微力量》。

時至今日，有關這兩部作品的作者身份和分類仍存在著爭議。毫無疑問，聖賀德佳最初寫了自然醫學的作品，名為「*Liber subtilitatum diversarum naturarum creaturarum*（LSU）」，翻譯為《醫藥書——大自然受造物不同屬性的精微力量》。

聖賀德佳本人在她之後的兩部被公認為大型神學著作中提到了《醫藥書——大自然受造物不同屬性的精微力量》（LSU）一書，前兩部作品為《畢生成就》（LVM）和《天主的化工》（LDO）。

今天採用的著作與原始LSU有著相同程度的爭議，始終無法從科學上準確的獲得澄清，因為第一部著作已經失傳。因此，關於作品真實性的意見十分分歧。一些研究人員認為，我

們今天閱讀的內容與聖賀德佳的原著幾乎沒有共同之處。一些學者還認為聖賀德佳只是從修道院圖書館收集了古代知識。對比於此的有，醫學歷史學家教授G. Keil的研究結果顯示，有相當多的聖賀德佳的說法既不能在古代文獻中也不能在當代文獻中找到。此外，德國語言學家Prof. Dr. R. Hildebrandt發現書中許多術語與聖賀德佳居住地區的地理環境不謀而合，具有獨特性，且不曾出現在其他地方。因此，她的作品確實是獨一無二的。

在不涉及中世紀手稿在傳播史上各別困難的問題下，以下內容也適用於聖賀德佳的文本：在修道院的書房裡，在抄寫過程中，錯誤也悄悄地混入。然而，在比對聖賀德佳之後較近期的不同書房中的手抄本後，的確讓人認出了聖賀德佳原著的核心。希爾德布蘭教授博士（Hildebrandt）特別致力於這項任務。

幸運的是，找到了兩份手稿，一份於1983年在佛羅倫薩（即佛羅倫斯），另一份於1985年在梵蒂岡被發現。這使得我們更容易對作品的真實性下定論。另一個優勢是佛羅倫薩手稿的完稿日期要早得多。這意味著，它在時間上更接近原作，基本上內容也更豐富。M. Embach教授博士是位傑出的聖賀德佳研究者，他寫道：「（有）……令人信服的跡象顯示，在1292年間出版的《簡易醫學》（*Liber simplicis medicinae*, Florenz, Cod.Laur.Ashb.1323）的文本內容，代表了失傳的《醫藥書》「*Liber subtilitatum*」（恩巴赫Embach：聖賀德佳的著作，第498頁）。目前它是指導手稿，並構成聖賀德佳修道院新譯本的基礎。

如果拒絕承認聖賀德佳的作者身份，這個問題仍舊完全找不到答案，除了她之外，還有誰有這樣的能耐能寫出如此博大

精深且具獨創性的作品呢？

　　除了上述醫學歷史和語言學面向，許多權威人士都表示，他們確信當今採用的自然（醫學）文本反映了——至少在本質上——聖賀德佳的思想。首先最重要的應該是，教宗本篤十六世的通諭（Dekret）。2012 年，他在此通諭中提及「優秀的神學、博物學和音樂著作」（關於執行聖賀德佳 2012 年 5 月 10 日封聖的教宗諭令，引用了：聖賀德佳的生平「*Das Leben der heiligen Hildegard von Bingen*」，2014 年，第三本書，聖賀德佳傳記的附錄「*Anhang zur Vita Sanctae Hildegardis*」，第 91 頁以降。）。

　　2021 年 10 月 7 日聖賀德佳榮列為教會聖師的使徒信中，教宗本篤十六世強調：「除了神學和神祕主義的書籍，她還撰寫了醫學和自然科學方面的著作。」（第 97 頁）。

　　位於呂德斯海姆艾賓根（Ruedesheim Eibingen）的聖賀德佳修道院，在所有出版的新譯本書籍上，放入了作者的名字「賀德佳・馮・賓根」。

10.2.3 疾病的起因與治療

　　《疾病的起因與治療》（*Causae et curae*）只有唯一一份保存完整的手稿，保存在哥本哈根的丹麥皇家圖書館中。到目前為止，還發現了柏林的斷簡殘篇。聖賀德佳的自然療法和醫學著作中，描述了經由四種元素創造的宇宙。接下來是人類的發展與不同的性格和體質。

　　除了改變內在的體液之外，聖賀德佳還認為錯誤的飲食和睡眠習慣、病態的節奏和情緒（另見《畢生成就》）以及對自己生命使命的壓抑都是疾病的起因。這點顯示了精神和醫學面向的緊密交織。雖然寫於八百五十多年前，但我們在這些文本中發現了心理神經免疫學這門新興科學和關於新型態生活的醫

學知識，亦即身與心的醫學。

靈魂作為一個身體－心靈的單位，使身體充滿活力，同時連結著造物主。根據聖賀德佳的說法，靈魂維繫著人類和造物主之間的良好關係，幫助我們獲得健康和療癒。

聖賀德佳為疾病和不適症狀提供了精確的藥方和指導。除了治療的配方之外，還包括所謂的排毒選擇，即毒素的引流，這在所有自然醫學當中享有悠久的傳統和美名。除了特殊的聖賀德佳的放血法之外（請參見第 3.4 章 聖賀德佳的的血液淨化法），本篤會提到過拔罐、艾灸（moxes）、外敷、沐浴、敷墊和藥膏。

還有「禁食」。根據聖賀德佳的說法，禁食的最深層意義是暫時停住，讓人有時間重新思考和克服自己的弱點和錯誤，禁食對她來說具有醫學方面的意義。

在此列舉一個例子來說明《疾病的起因與治療》醫書的精采之處。根據 Prof. Riha 的說法，此書詳細敘述了女性在月經、懷孕和分娩期間的生理功能以及伴隨的情緒元素。在聖賀德佳時代的其他著作中只提到男人和他們的器官。

如果一個人考慮到聖賀德佳學理中的兩種性別，並顧及人類在宇宙中對自己、對他人和對環境責任的整合，就代表他已經正確地掌握了這種自然醫學所具有的「全面和整體性」屬性的真正精髓。

10.2.4 萬物的自然療癒力量

《醫藥書——大自然受造物不同屬性的精微力量》（*Physica*）與《疾病的起因與治療》（*Causae et curae*）一書並列，是聖賀德佳的二部自然療法醫學著作，創作於 1150～1158 年。

在對自然（醫學）全集的原始檔案進行細緻分類之後，現

在被稱為是《醫藥書》（*Physica*）的內容，最初被稱為《簡易的醫藥書》（*Liber simplicis medicinae*）（LSM）。

最重要的完整手稿以其發現地命名，即 Wolfenbüttel 手稿（完稿於 1290 年左右）、佛羅倫薩手稿（完稿於 1292 年 12 月 5 日之前，發現於 1983 年）、巴黎手稿（完稿於 1425／50 年左右）和梵蒂岡（完稿於 1449 年，1985 年發現）。

巴黎手稿是偉大英格蘭教父 Mignes Patrologia Latina 的草案，自 1855 年以來的印刷版本。除此之外，還有 533 年斯特拉斯堡的初版「Strassburger Erstdruck」，首次以「*Physica*」作為書名。根據目前的研究狀態顯示，在佛羅倫薩發現的手稿被認為是 LSM 的指導文本……（和）Raimund Struck 和 Reiner Hildebrand 指出 LMS 從此書中得到可靠真實的文本，這是至關重要的事（恩巴赫，第 308 頁）。根據恩巴赫，佛羅倫薩的醫藥書「*Florentiner Physica*」是「目前最可靠的文本」（恩巴赫 Embach，第 382 頁）。

R. Hildebrandt 博士教授在這個脈絡下提到所謂的指導手稿「Leithandschrift」。佛羅倫薩手稿被認為是最接近原始著作的版本，因為此版本以最可靠、最真實與最純粹的方式傳達了聖賀德佳的藥方和思想。

本書中的引文摘自「佛羅倫薩手稿」。因此，《全家藥櫃》是第一本以該指導手稿為基礎的綜合性醫療指南。

在醫藥書（Physica）中有 9 小書：1. 植物，2. 元素，3. 樹木，4. 石頭，5. 魚類，6. 有翼動物，7. 陸生動物，8. 爬行動物和 9. 金屬。它們在這些書中的命名順序符合一部較舊的作品，一本來自 11 世紀海瑞奇（Heinrici）的拉丁文書「*summarium*」。然而，正如馬爾堡語言學家 R. Hildebrandt 所證實的，各章節的內容存在著顯著的差異。聖賀德佳根據自己

天賦的內在之眼所見，賦予了各種植物、礦物或動物完全不同的屬性，也就是它們在人類和動物中具有的治療性、建設性或削弱性以及致病的或中性的影響力。「Heinrici Summarium」這一本「初級修道院教科書」（R.Hildebrandt）只是形成了一個最初始的順序架構。

此書總共描述了一千五百多個配方，這些配方在今天約有超過 500 個已經被試驗和測試過，也就是我們可以找到對單項植物的作用方式以及個別植物與其他成分組合的精確描述。聖賀德佳除了認識到「對抗原則」，例如：使用溫熱的草藥對抗與寒性相關的疾病，她還建議，例如：使用有良好暖性的植物，緩解或治癒使人致病的不良暖性；或良好的冷性去治療使人致病的不良冷性。本篤會修女並不總是能為單項草藥或是複方配方提供精準的劑量。她藉此鼓勵採取個別客製化的作法。

對聖賀德住而言，將有療效的萬物融入人類的整體，並且與萬物、宇宙、人類和上帝做廣泛的關係性連結是很重要的事情，在治療道路上必須考慮到這些面向。在這樣做的過程中，她本著本篤修道院創始者聖本篤的精神，將對病人的照顧與身體和心靈的福祉結合起來。聖本篤（約480～547年）本身特別重視這項任務的意義。

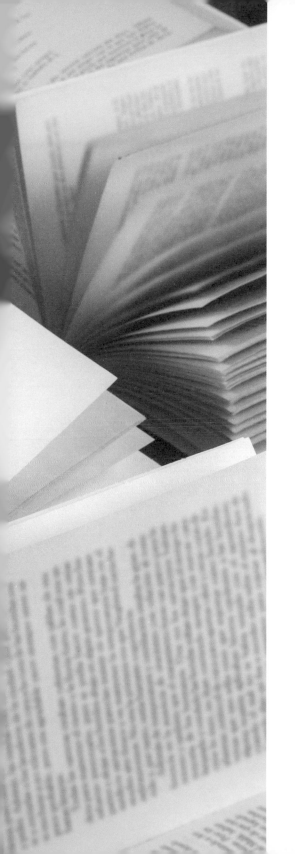

11

參考書目和提示

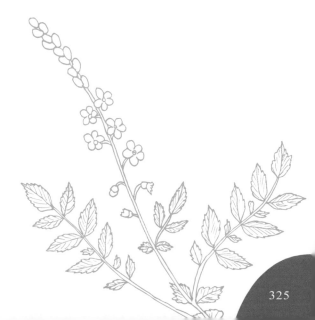

11.1 聖賀德佳著作

聖賀德佳（Hildegard von Bingen）－作品集，第一卷：當知之道－Liber Scivias，由聖賀德佳修道院，呂德斯海姆／艾賓根發行，2018 年，第 4 版 博羅納藝術出版社©Beuroner Kunstverlag, 2010 年

聖賀德佳（Hildegard von Bingen）－作品集，第二卷：疾病的起因與治療－Causae et Curae，由聖賀德佳修道院，呂德斯海姆／艾賓根發行，2016 年第 3 版 博羅納藝術出版社©Beuroner Kunstverlag, 2011 年

聖賀德佳（Hildegard von Bingen）－作品集，第三卷：聖賀德佳的一生－Vita sanctae Hildegardis，由聖賀德佳修道院，呂德斯海姆／艾賓根發行，2018 年第 2 版 博羅納藝術出版社©Beuroner Kunstverlag, 2013 年

聖賀德佳（Hildegard von Bingen）－作品集，第五卷：有療效的受造物——萬物的自然療癒力量（Heilsame Creation）－Physica, ed.由聖賀德佳修道院，呂德斯海姆／艾賓根發行，2016 年第 2 版，博羅納藝術出版社© Beuroner Kunstverlag, 2012 年

聖賀德佳（Hildegard von Bingen）－作品集，第六卷：天主的化工－（Liber divinorum operum），由聖賀德佳修道院，呂德斯海姆／艾賓根發行，2013 年第 2 版 博羅納藝術出版社© Beuroner Kunstverlag，2012 年

聖賀德佳（Hildegard von Bingen）－作品集，第七卷：畢生成就（Liber vitae Meritorum），由聖賀德佳修道院，呂德斯海姆／艾賓根發行，2014 年第 1 版 博羅納藝術出版社© Beuroner Kunstverlag, 2014 年

聖賀德佳（Hildegard von Bingen）－作品集，第八卷：信件集－Epistolae，由聖賀德佳修道院，呂德斯海姆／艾賓根發行，2012 年第 1 版 博羅納藝術出版社 © Beuroner Kunstverlag, 2012 年

11.2 其他文獻和雜誌

Embach, Michael: 聖賀德佳（Hildegard von Bingen）的著作，Erudiri Sapientia卷IV，研究它們在中世紀和近代早期的傳播和接受度，柏林，2003

Embach, Michael: Hildegard von Bingen（1098–1179），Life, Work and Effect, 包林納出版社 Paulinus Verlag, 2014

Hildebrandt, Reiner: 聖賀德佳的醫藥書（Hildegard von Bingen, Physica, Liber subtilitatum diversarum naturarum creaturarum），文本關鍵版，第3卷，德語單詞註解，編輯／作者：Reiner Hildebrandt 和Thomas Gloning, Walter de Gruyter GmbH, 柏林／波士頓，2014年

Hildebrandt, Reiner和Gloning, Thomas：聖賀德佳的醫藥書（Physica，Liber subtilitatum diversarum naturarum creaturarum），經過文本校訂的版本，第1和第2卷，Walter de Gruyter GmbH，柏林／波士頓，2010

Hildebrandt, Reiner：聖賀德佳自然療法著作中的務實雙語主義，Theodisca的特別版，出版者：Wolfgang Haubrichs、Ernst Hellgardt、Reiner Hildebrandt、Stephan Müller 和 Klaus Ridder，Walter de Gruyter, 柏林／紐約，2000

Hiller, Karl和Melzig, Matthias：藥用植物和藥物的大百科全書，經艾略爾出版社（Area Verlag）批准的特別版，Erftstadt, 2007年，Elsevier，Spektrum Akademischer Verlag，海德堡，2003年

Madaus, Gerhard：生物藥物教科書，第3卷，Mediamed Verlag，拉文斯堡（Ravensburg），1987年，萊比錫1938年版重印

Müller, Irmgard：聖賀德佳的草藥療法（Die pflanzlichen Heilmittel bei Hildegard von Bingen），修道院醫學的治療知識，Herder Verlag

Freiburg im Breisgau, 1993

Ptok、Agnes 和 Michael：德國醫生愛用的自然療法寶典，聖賀德佳學院出版，2017 台北，Naturheilkunde Kompakt, e. V. 1, Carstens Foundation, Essen, 7th 增修版, 2017

Schilcher, Heinz: 植物療法指南，愛思唯爾有限公司，慕尼黑，2016 年第 5 版

Schiller, Reinhard: 甜栗子的治療效果、應用和食譜：根據 Hildegard von Bingen, St. Benno Verlag, Leipzig

Schiller, Reinhard: 德國醫生愛用的聖賀德佳香草養生寶典，2019 星火出版社，增修版，The Hildegard Plant Pharmacy: Recipes for the Production of Natural Medicine & Tips for self-treatment, St. Benno Verlag, Leipzig

Schiller,Reinhard: 賀德佳·馮·賓根－寶石和金屬：綱要，聖本諾出版社，萊比錫 St. Benno Verlag, Leipzig

Strickerschmidt, Hildegard：溫和的禁食：聖賀德佳的身心靈平衡觀 光啟文化，2016 台北，（Fasten mit der Hildegard von Bingen）萊比錫聖本諾出版社

Strickerschmidt, Hildegard：綠色生命力的探尋之旅：聖賀德佳的身心靈療癒觀，原文名稱 Hildegard von Bingen-Heilung an Leib & Seele，光啟文化 2015 台北，萊比錫聖本諾出版社

Strickerschmidt, Hildegard：賀德佳·馮·賓根－靈魂不會衰老（Die Seele altert nicht: Wofuer es sich zu leben lohnt, 萊比錫聖本諾出版社

Strickerschmidt, Hildegard: The Secrets of Angels: Visions & Meditations of Hildegard von Bingen, St. Benno Verlag, Leipzig

Strickerschmidt, Hildegard: Hildegard von Bingen - Jahreskreis & Lebenskreis: A guide for body and soul, St. Benno Verlag, Leipzig

Strickerschmidt, Hildegard: Hildegard von Bingen－不要忘記你有翅膀：Healing thinking, St. Benno Verlag, Leipzig

Strickerschmidt, Hildegard: Hildegard von Bingen－先知、神祕主義者、治療師：一本精神讀物，聖本諾出版社，萊比錫

Strickerschmidt, Hildegard: Hildegard von Bingen - With soul, body & senses: Virtues and Vice, St. Benno Verlag, Leipzig

雜誌

國際Hildegard von Bingen Society的Hildegard雜誌，第106期，2008

Nature and Medicine，成員雜誌Nature and Medicine eV，Carstens基金會，埃森，1／2017

11.3 聖賀德佳藥方的供應來源

　　獲得聖賀德佳藥方的最佳方式是從專業的商店，例如：供應相關商品的藥房、聖賀德佳商店或提供聖賀德佳系列產品的天然食品店，也可以經由網路訂購。

　　聖賀德佳的藥品製造商在多個國家設有代表處。其中有某些廠商擁有悠久的傳統，因此非常有經驗。同樣重要的是，藥方的生產者必須用心的致力於製造聖賀德佳的藥材，並且確實遵循聖賀德佳的指示來生產。不幸的是，有一些標有「聖賀德佳」字樣的產品幾乎和聖賀德佳沒有任何關係。例如：具有豐富想像力的名稱的茶品以及藥膏，其成分是聖賀德佳根本沒提到過的。

聖賀德佳藥材的製造商有：

德國：

JURA Natural Remedies (JURA Chema Konstanz GmbH）Nestgasse 2
78464 Konstanz

Stifts-Apotheke An der Reegt 25 33611 Bielefeld
www.stiftsapotheke-bielefeld.de

Zähringer Pharmacy Konstanz Zähringerpl。17 日
78464 Konstanz
www.hildegard-vertrieb-breindl.de

奧地利：

Maria Adam Naturprodukte Au bei der Traun 44
A-4623 Gunskirchen Oesterreich
www.maria-adam.com

Naturprodukte Hangler Burgfriedgasse 8
A-5020 Salzburg
Oesterreich
www.natur-pur@salzburg.co.at

St. Hildegard-Posch GmbH Am Weinberg 23
A-4880 St. Georgen im Attergau
Oesterreich
www.hildegardvonbingen.at

瑞士：

DROPA Drogerie
Schweiz
不同地點
www.dropa.ch／standorte

⑫. 索引

12.1 疾病列表

選擇藥方

藥方的選擇應基於個人主訴以及其他可能伴隨的疾病，並根據聖賀德佳藥方的描述來選擇最適合的（見《全家藥櫃－從A－Z的藥方》第4章）。另一個決定標準是：病人聽到植物名稱或是複方時特別有感覺，乍聽之下這在醫學上似乎不尋常，但是，我們往往可以信賴這種主觀的直覺，經常會是正確的。

藥方的數量

同時服用1～2個聖賀德佳的處方是理想的。通常，不應該超過3～4種，但是最多可以添加3種香料，例如：高良薑和西班牙甘菊，我們的生物體通常可以處理多達7種不同自然療法的刺激，超過這個數量就可能導致新陳代謝的超載或是過度刺激，因此應該要避免過量，遵守適度的劑量也很重要，敏感的人的耐受力較小，強壯有力的人耐受力較大。

ⓘ 找醫生。

⚠ 立即前往急診室或致電救護車。

24.	支氣管哮喘 嚴重氣短	桑葉洋艾酒135，辣根高良薑根粉137，歐前胡139，牻牛兒苗複方粉末—配葡萄酒飲用162，歐芹心露（支持心臟） 參見：過敏性疾病
25.	腹水（輔助）	丁香97
26.	呼吸急促 嚴重地呼吸窘迫	參見：支氣管哮喘
27.	呼吸障礙	參見：呼吸急促
28.	加強集中注意力	參見：提升專注力
29.	噯氣	銀冷杉軟膏184 參見：肝臟代謝虛弱；胃部不適
30.	眼睛化膿	生薑粉110，歐前胡139
31.	眼部潰瘍	生薑粉110
32.	眼睛混濁	土木香葡萄酒34，白水晶48，西班牙甘菊根粉53，茴香85，生薑粉110，風輪草154，普列薄荷156，無油葡萄藤滴露199，甘草根182，黃金托帕石白葡萄酒187，香堇菜油191，洋艾藥飲203，眼睛不適212
33.	咳痰	參見：支氣管炎；粘液
34.	韌帶拉傷／韌帶撕裂	西洋蓍草176，香堇菜藥膏188，急性疼痛243 參見：結締組織虛弱
35.	椎間盤突出	小麥（穀粒）熱敷包270，洋艾藥膏207，急性疼痛243
36.	基底細胞瘤（輔助治療）	香堇菜藥膏188，浮萍香草藥飲193
37.	腹部不適／腹部絞痛 持續性不適症狀 急性病例	熊茴香複方粉蜂蜜梨44，白水晶50，琥珀水51、西班牙甘菊根粉53，栗子果仁－甘草－歐亞多足蕨複方75，茴香85，對開蕨（蕨類）藥飲110，小白菊147，銀冷杉軟膏184，洋艾藥飲203，胃、腸道和消化不適226 參見：腎臟功能虛弱；肝代謝虛弱
38.	胰腺功能障礙	銀冷杉軟膏184
39.	腹水（輔助）	丁香97
40.	骨盆底肌無力	歐夏至蜂草蜜葡萄酒41
41.	安心，內心平靜	熱葡萄酒冷水混合液199 參見：情緒激動
42.	蜜蜂叮咬 伴有呼吸急促、煩躁 和／或 血液循環不良	大車前草葉／大車前草汁195，過敏反應和昆蟲叮咬244
43.	結締組織虛弱	牛腳湯或小牛腳湯167
44.	脹氣（容易脹氣）	熊茴香複方粉蜂蜜梨44，對開蕨（蕨類）藥飲110，銀冷杉軟膏184，洋艾藥飲203，胃、腸道和消化不適226 參見：腸道不適；胃部不適；肝臟代謝無力
45.	膀胱發炎（不斷重複發炎）	歐前胡139，鼠尾草茶173，急性疼痛243

68.	伴有大量粘液分泌的支氣管炎	樓斗菜蜂蜜33，西班牙甘菊根粉53，龍芽草149
69.	支氣管炎傾向	扁桃仁134，山羊奶302
70.	支氣管炎（乾燥性）	艾菊粉160
71.	胸膜疼痛	西班牙甘菊根粉53
72.	胸痛 可能要找原因	參見：支氣管炎；心臟功能不全；背痛 針對劇烈疼痛和／或血液循環不良
73.	滑囊炎	紫水晶36，香董菜藥膏188
74.	膽固醇過高	洋車前籽（種子）90，血液淨化法25
75.	腸道不適	熊茴香複方粉蜂蜜梨44，白水晶水50，西班牙甘菊根粉53，茴香85，對開蕨（蕨類）藥飲110，胃、腸道和消化不適226，小白菊147，銀冷杉軟膏184，洋艾藥飲203 參見：調節消化
76.	支持腸道菌叢	熊茴香複方粉蜂蜜梨44，對開蕨（蕨類）藥飲110，胃、腸道和消化不適226
77.	癡呆症（初期）	參見：記憶力差（輔助）
78.	思考	參見：記憶力差（輔助）
79.	情緒低落，憂鬱	斑葉疆南星根藥飲43，洋車前籽葡萄酒89，肉荳蔻粉145，肉荳蔻、肉桂和丁香精力餅乾146，風輪草154，香董菜葡萄露190，洋艾藥飲203 參見：悲傷
80.	合併糖尿病（伴隨性的）	銀冷杉軟膏184
81.	三個月長的絞痛	銀冷杉軟膏184
82.	掌腱膜攣縮症	紫水晶36，鹼蒿汁71
83.	循環障礙	血液淨化法25，獾皮65，栗子樹木材79，高良薑根粉／片93 參見：循環無力
84.	腹瀉	胃、腸道和消化不適226 參見：腸道問題
85.	內臟不適	胃、腸道和消化不適226 參見：腸道問題
86.	化膿	馬鞭草81，營養275，歐前胡139
87.	濕疹	參見：皮疹
88.	栓塞	血液淨化法25，高良薑根粉／片93
89.	過激烈的情緒波動	華澄茄粉末125，熱葡萄酒冷水混合液199，甘草根182
90.	排毒	熊茴香複方粉蜂蜜梨44，西班牙甘菊根粉53，血液淨化法25，綠玉髓 63，球莖茴香和茴香種子85，對開蕨（蕨類）藥飲110，肉荳蔻、肉桂和丁香精力餅乾146，金盞花169，鼠尾草171
91.	發炎	西班牙甘菊根粉53，馬鞭草81，歐前胡139

117.	侵入性的想法	茴香脂香菊花草茶88、紅碧玉112、薰衣草127
118.	思想善變不穩定	燕麥三溫暖103
119.	思緒混亂	甘草根182
120.	血管的沉積	參見：動脈硬化
121.	血管閉塞（可能）	血液淨化法25，高良薑根粉／片93
122.	腦震盪（需要澄清）	西洋蓍草176
123.	大腦慢速行動	水煮栗子果仁76
124.	關節不適	綠玉髓63，梣樹葉墊264，高良薑根葡萄酒酒95，紅碧玉112，皺葉薄荷葡萄酒124，月桂根／葉軟膏131，風濕病、痛風、關節和背部不適234，芹菜香料複方粉179，洋艾藥膏207
125.	結節性關節腫脹（增厚）	皺葉薄荷葡萄酒124，風濕病、痛風、關節和背部不適234，芹菜香料複方粉179
126.	情緒激動	熱葡萄酒冷水混合液200、甘草根182
127.	麥粒腫	歐前胡139
128.	腫瘤	參見：腫瘤疾病
129.	潰瘍	馬鞭草81，甜菜根170 參見：發炎
130.	眼部潰瘍（伴有眼睛混濁）	生薑粉110
131.	支持健康	西班牙甘菊根粉53，丁可小麥67，茴香85，茴香－高良薑－白蘚－山柳菊複方粉87，山柳菊粉101，萵苣複方粉116，扁桃仁134，歐楂142，鱸魚298，四季豆粉286，栗子296，（葡萄）酒醋304，金錢薄荷264，燕麥102，286，梭子魚298，鹿302，生薑290，南瓜288，榅桲296，狍肉300，鹽302，羊300，避免豬肉278，小麥202，279，神香草294，肉桂294
132.	痛風	西班牙甘菊－生薑－胡椒複方粉55，綠玉髓63，蒔蘿粉66，鹹蒿軟膏72，栗樹蒸氣浴80，梣樹葉墊262，丁香97，紅碧玉112，皺葉薄荷葡萄酒124，橄欖樹（葉皮）藥膏150，榅桲159，鼠尾草茶173，風濕病、痛風、關節和背部不適234，芹菜香料複方粉179，香堇菜油191，洋艾藥膏207
133.	青光眼	眼睛不適212
134.	白內障	參見：晶體混濁
135.	綠內障	眼睛不適212
136.	疥癬，膿皰疹，結痂性溼疹	參見：皮疹
137.	流感（類似流感的感染）	西班牙甘菊根粉53，高良薑根粉泡水94，歐前胡139，牻牛兒苗複方粉末162 參見：預防感染

157.	心臟功能障礙 必須要找出病因	心臟－循環－不適症221，毛蕊花花朵121，辣根高良薑根粉137，肉荳蔻粉145，肉荳蔻、肉桂和丁香精力餅乾146，牻牛兒苗複方粉未─食用或用舌頭舔164，歐芹心露152，洋艾藥飲203
158.	心臟性咳嗽 （心臟虛弱咳嗽）	肺草（葉）茶132
159.	心臟衰竭	參見：心臟功能不全
160.	心悸（可能已經澄清）	紅碧玉112
161.	心律不整（無需進行心臟病的治療）	紅碧玉112
162.	心力衰竭	參見：心臟功能不全
163.	心情煩躁	紅碧玉112 參見：心臟問題
164.	對慢性肺部疾病給予心臟的支持（慢性支氣管炎、肺氣腫、COPD、支氣管哮喘） 釐清原因	辣根高良薑根粉137，歐芹心露152
165.	花粉過敏	參見：過敏性疾病
166.	閃到腰	參見：背痛
167.	熱潮紅	小白菊147 參見：調節荷爾蒙
168.	調節荷爾蒙	血液淨化法25、對開蕨（蕨類）藥飲110、小白菊147
169.	眼睛角膜潰瘍	生薑粉110
170.	突發性聽力喪失 釐清原因	
171.	髖部疼痛	紅碧玉112，風濕病、痛風、關節和背部不適234，洋艾藥膏207
172.	咳嗽	耬斗菜蜂蜜33，歐夏至草茴香蒔蘿葡萄酒40，歐洲木莓藥飲59，支氣管炎、咳嗽216，肺草（葉）茶132、肺草（葉）葡萄酒133，圓葉當歸－鼠尾草－茴香－葡萄酒130，龍芽草149，艾菊粉160，白蘿蔔粉蜂蜜葡萄酒166，洋艾橄欖油208 參見：支氣管炎
173.	咳嗽並伴有呼吸困難／氣短 一定要找到原因	肺草（葉）葡萄酒133
174.	咳嗽有膿痰 （特別是黃色或綠色） 找醫生釐清原因	土木香葡萄酒
175.	高血壓	血液淨化法25，歐芹心露152 參見：腎功能不全

203.	頭痛	土木香葡萄酒34，月桂根／葉軟膏131、葡萄藤滴露油199、香菫菜油191、香菫菜藥膏188
204.	冠狀動脈硬化	參見：心臟動脈硬化
205.	滋補品	參見：精疲力竭的狀態；支持健康
206.	體力減少	黑刺李肉桂丁香藥飲177
207.	靜脈曲張	血液淨化法25，高良薑根粉／片93
208.	肌肉痙攣	橄欖油151
209.	強化疾病（一般）	參見：精疲力竭的狀態；支持健康
210.	疥	桑葉浴136
211.	癌症	參見：腫瘤疾病
212.	循環無力	高良薑根粉／片93，心臟－循環－不適症221，萬苣複方粉116，歐芹心露152
213.	皮膚結痂	參見：皮疹
214.	悲傷（後果或伴隨）	茴香脂香菊花草茶88，香菫菜葡萄露190 參見：憂鬱
215.	麻痺	黑刺李肉桂丁香藥飲177
216.	乳糖不耐症	參見：食物不耐受
217.	怯場	茴香脂香菊花草茶88、藍紋瑪瑙61
218.	肝臟問題	參見：膽道問題；肝臟代謝虛弱
219.	肝臟代謝虛弱	歐夏至草茴香蒔蘿葡萄酒40、栗子粉蜂蜜74、對開蕨（蕨類）藥飲110、亞麻籽肝敷265、扁桃仁134
220.	腹股溝疝氣	參見：疝氣
221.	腰部疼痛	參見：背痛
222.	水晶體混濁（白內障）	土木香葡萄酒34，眼睛不適212，白水晶48，球莖茴香和茴香種子85，風輪草154，普列薄荷156，無油葡萄藤滴露199，甘草根182，黃金托帕石白葡萄酒187，香菫菜油191，洋艾藥飲203
223.	上呼吸道有痰	支氣管炎、咳嗽216
224.	肺部問題	支氣管炎、咳嗽216，山羊奶302 參見：支氣管炎
225.	肺炎（伴隨） 一定要找原因	支氣管炎、咳嗽216 參見：炎症；支氣管炎
226.	伴有抑鬱情緒的肺部疾病	香菫菜葡萄露190
227.	胃部不適	白水晶水50，琥珀水51栗子果仁－甘草－歐亞多足蕨複方75，鹿302，對開蕨（蕨類）藥飲110，山茱萸123，胃、腸道和消化不適226，普列薄荷156，牛腳湯或小牛腳湯167，甘草根182，銀冷杉軟膏184，洋艾藥飲203，山羊302 參見：腸道不適

254.	伴有咳嗽的鼻竇刺激（因粘液分泌）	艾菊粉160
255.	神經疼痛	對開蕨粉（純）108
256.	伴有不適的神經性障礙可能已經澄清	黑刺李肉桂丁香藥飲177
257.	緊張	參見：躁動
258.	濕疹（Neurodermitis）	參見：皮疹
259.	感覺鬱悶	參見：悲傷
260.	腎臟問題	橄欖樹（葉皮）藥膏150，香菫菜藥膏188，洋艾藥飲203，洋艾橄欖油208
261.	腎功能不全	橄欖樹（葉皮）藥膏150，歐芹心露152，香菫菜油191，香菫菜藥膏188，洋艾橄欖油208，洋艾藥飲203
262.	腎結石／粗粒	白蘚根粉末69，山柳菊粉101，牛蒡葉葡萄酒120
263.	便祕	洋車前籽（種子）90 參見：調節消化
264.	慢性阻塞性肺炎疾病一定要找原因	肺草（葉）葡萄酒133 參見：支氣管哮喘
265.	浮腫	丁香97，歐芹心露152
266.	因疼痛或震驚導致的昏厥	加熱兩次的對開蕨葡萄酒109
267.	傾向昏厥	高良薑根粉／片93，莪茛複方粉116
268.	耳部發炎	參見：中耳炎
269.	耳鳴	丁香97，金錢薄荷264
270.	耳痛	參見：中耳炎
271.	手術（輔助）	西洋蓍草粉末175，香菫菜藥膏188，事故、受傷、燒傷、傷口、手術254
272.	骨質疏鬆症	牛腳湯或小牛腳湯167
273.	中耳炎	參見：中耳炎
274.	化膿性指頭發炎	參見：甲床炎症
275.	帕金森氏症	莪茛－高良根－蜂蜜－葡萄酒210
276.	牙周病	葡萄藤灰鹼液197
277.	中耳炎有鼓積液	糭斗菜葉32
278.	傳染性單核白血球增多症（pfeiffersches Druesenfieber）	參見：發燒
279.	咽炎	參見：喉炎
280.	痛風（大腳趾趾關節的痛風）	丁香97 參見：痛風

302.	不良的、壞的體液	參見：排毒
303.	斜頸（落枕）	紅碧玉112，洋艾藥膏207 參見：背痛
304.	甲狀腺功能障礙	白水晶48，圓葉當歸－金錢薄荷－藥敷266
305.	甲狀腺腫大（甲狀腺腫）	白水晶48，圓葉當歸－金錢薄荷－藥敷266
306.	殘渣	新陳代謝21 參見：排毒
307.	睡眠障礙	斑葉疆南星根藥飲43，藥水蘇藥草56，茴香－西洋蓍草87，紅碧玉112，薰衣草127、罌粟籽143、噴灑葡萄酒的鼠尾草268，香菫菜葡萄露190
308.	噩夢導致的睡眠障礙	藥水蘇藥草56，紅碧玉112
309.	因「旋轉馬車」似的念頭，導致的睡眠障礙	紅碧玉112，薰衣草127
310.	中風	立即去看醫生
311.	中風後，在急性階段之後，可以作為輔助	血液淨化法25，栗子樹木材79，高良薑根粉／片93
312.	滑囊發炎（滑囊炎）	紫水晶36，香菫菜藥膏188
313.	黏液	參見：黏液
314.	打嗝	丁香97
315.	各種疼痛 必須釐清可能的原因	對開蕨粉（純）208，急性疼痛243
316.	打鼾	耬斗菜葉32、歐夏至草、葡萄酒和奶油的配方39
317.	感冒流鼻涕	耬斗菜蜂蜜33，西班牙甘菊根粉53，紅碧玉112，鼻竇刺激／炎症，流鼻涕231，牻牛兒苗複方粉末162，龍芽草149，白蘿蔔粉蜂蜜葡萄酒166
318.	受到衝擊的情況	茴香脂香菊花草茶88，加熱兩次的對開蕨葡萄酒109，心理衝擊257
319.	肩部疼痛	洋艾藥膏207 參見：關節問題
320.	臉部皮膚粗糙 屑	參見：皮疹
321.	虛弱 闡明可能的原因	丁可小麥67，金錢薄荷290，生薑粉290，莪苢複方粉116，洋艾藥飲203 參見：筋疲力盡；心臟功能虛弱
322.	多汗	茴香85
323.	腫脹	香菫菜油191
324.	重聽 闡明可能的原因	歐夏至草蒸氣浴／熱敷41，紅碧玉112，葡萄藤滴露油199
325.	憂鬱	斑葉疆南星根藥飲43，香菫菜葡萄露190，洋艾藥飲203 參見：抑鬱／抑鬱情緒，

326.	頭暈 闡明可能的原因	參見：心臟功能障礙；循環無力；頸部疼痛
327.	心理衝擊	參見：驚嚇的情況
328.	肌腱炎	紫水晶36，香菫菜藥膏188
329.	肌腱增厚	皺葉薄荷葡萄酒124，芹菜香料複方粉179，香菫菜藥膏188
330.	硬化的手肌腱 （Dupuytren 攣縮）	紫水晶36，鹼蒿汁71
331.	視力差	參見：眼睛混濁
332.	視覺障礙	參見：眼睛混濁
333.	側邊痛	歐芹心露152，洋艾橄欖油208 參見：腰痛
334.	呃逆	丁香97
335.	鼻竇炎	鼻竇刺激／炎症，流鼻涕231
336.	疥	桑葉浴136
337.	唾液腺結石	白蘚根粉末69
338.	虛弱和疲憊的情況下有加強作用	參見：精疲力竭的狀態
339.	結石的痛苦	白蘚根粉末69，山柳菊粉101，牛蒡葉葡萄酒120
340.	振奮心情	丁可小麥67，茴香85，燕麥102，肉荳蔻粉145、肉荳蔻、肉桂和丁香精力餅乾146 參見：悲傷
341.	月經期之前或期間的情緒波動	小白菊147
342.	額竇發炎	歐前胡139，牻牛兒苗複方粉末162，鼻竇刺激／炎症，流鼻涕231
343.	普通感冒	參見：鼻塞
344.	支持代謝	熊茴香複方粉蜂蜜梨44，西班牙甘菊根粉53，對開蕨（蕨類）藥飲110，肉荳蔻、肉桂和丁香精力餅乾146，新陳代謝21
345.	壓力性尿失禁	熱葡萄酒199 參見：膀胱無力
346.	消化障礙引起便祕與腹瀉交替出現的現象	對開蕨（蕨類）藥飲110，銀冷杉軟膏184參見：腸道問題
347.	甲狀腺腫	白水晶48，圓葉當歸－金錢薄荷－藥敷266
348.	共生控制	參見：腸道菌叢支持
349.	耳朵麻木（尤其是透過上呼吸道感染）	歐夏至草蒸氣浴／熱敷41，紅碧玉112
350.	麻木（多發性神經病）	黑刺李肉桂丁香藥飲177
351.	腱鞘炎	參見：肌腱炎

352.	網球肘（上髁炎）	紫水晶36，香菫菜藥膏188
353.	血栓形成	血液淨化法25、高良薑根粉／片93、歐芹心露152
354.	耳鳴	丁香97，金錢薄荷264
355.	扁桃體肥大	糭斗菜葉32
356.	悲傷（後果或伴隨）	茴香脂香菊花草茶88，熱葡萄酒冷水混合液199，香菫菜葡萄露190 參見：悲傷
357.	悲傷	斑葉疆南星根藥飲43，丁可小麥67，生食栗子果仁77，茴香85，洋車前籽葡萄酒89，燕麥102，毛蕊花花朵121、肉荳蔻粉145，肉荳蔻、肉桂和丁香精力餅乾146，小白菊147，風輪草154，老鸛草－普列薄荷－芸香粉181，甘草根182，香菫菜葡萄露190，洋艾藥飲203
358.	月經前或月經期間的悲傷	小白菊147
359.	耳膜穿孔，所謂的開耳一定要澄清	紅碧玉112
360.	管狀卡他性中耳炎	歐夏至草蒸氣浴／熱敷41，紅碧玉112
361.	腫瘤疾病（伴隨）	西班牙甘菊根粉53，丁可小麥67，甜菜根170，香菫菜藥膏188，浮萍香草藥飲193，避免豬肉278 參見：免疫缺陷；支持健康
362.	腫瘤（良性）	紫水晶36、香菫菜油191，浮萍香草藥飲193
363.	預防腫瘤	浮萍香草藥飲193 參見：增強免疫系統；支持健康
364.	噁心感	參看：胃病
365.	腱鞘囊腫	香菫菜藥膏188
366.	關節扭曲（Umknicken）	參見：結締組織無力
367.	優柔寡斷	燕麥三溫暖103
368.	意外事故	參見：受傷
369.	躁動難安	參見：躁動
370.	靜脈發炎	高良薑根粉／片93，歐前胡139
371.	靜脈虛弱無力	血液淨化法25，高良薑根粉／片93
372.	苦澀感	肉荳蔻粉145，肉荳蔻、肉桂和丁香精力餅乾146
373.	1度和2度燒傷（如果允許外用）	亞麻籽熱敷包128，西洋蓍草175，事故、受傷、燒傷、傷口、手術254
374.	調節消化	西班牙甘菊根粉53，梨294茴香85，茴香－高良薑－白蘚－山柳菊複方粉87，對開蕨（蕨類）藥飲110，洋艾藥飲203 參見：腸道不適，
375.	健忘	藥水蘇酊劑57，刺蕁麻橄欖油58，水煮栗子果仁76 參見：輔助記憶力不足

403.	牙根發炎	歐前胡139、洋艾馬鞭草葡萄酒81
404.	煩躁的菲利普	華澄茄粉末125
405.	蜱叮咬 絕對是環狀發紅或其他症狀	歐前胡139，大車前草葉／大車前草汁195
406.	肌肉拉傷	西洋蓍草175，香菫菜藥膏188
407.	四肢顫抖	莪朮－高良根－蜂蜜－葡萄酒210
408.	憤怒傾向	藍紋瑪瑙61，栗樹蒸氣浴80，熱葡萄酒冷水混合液200，甘草根182
409.	合併糖尿病	銀冷杉軟膏184
410.	膈疝	參見：疝氣
411.	囊腫	紫水晶36，香菫菜藥膏188，浮萍香草藥飲193
412.	女性乳腺囊腫	香菫菜藥膏188，紫水晶36
413.	卵巢囊腫（卵巢）	參見：囊腫
414.	其他器官的囊腫	參見：囊腫

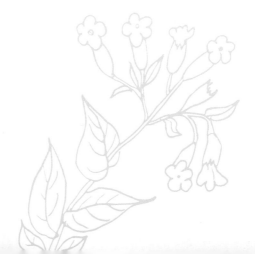

國家圖書館出版品預行編目（CIP）資料

德國醫生愛用的聖賀德佳家庭健康全書／浦多科
（Michael Ptok）著；王真心譯.
-- 初版. -- 臺北市：星火文化, 2022.04
352面；17×23公分. --（生命樹；3）
譯自：Die Hildegard-Hausapotheke für die ganze
　　　Familie
ISBN 978-986-98715-5-6（平裝）

1. CST：自然療法

418.99　　　　　　　　　　　　　　111004763

生命樹　003
德國醫生愛用的聖賀德佳家庭健康全書

作　　　　者／浦多科（Michael Ptok）
譯　　　　者／王真心
執 行 編 輯／徐仲秋

出　　　　版／星火文化有限公司
　　　　　　　台北市 100 衡陽路 7 號 8 樓
營 運 統 籌／大是文化有限公司
業 務 企 畫／業務經理－林裕安
　　　　　　　業務專員－馬絮盈
　　　　　　　業務助理－李秀蕙
　　　　　　　行銷企畫－徐千晴
　　　　　　　美術編輯－林彥君
　　　　　　　讀者服務專線：（02）23757911　　分機122
　　　　　　　24小時讀者服務傳真：（02）23756999
法 律 顧 問／永然聯合法律事務所

香 港 發 行／豐達出版發行有限公司
Rich Publishing & Distribution Ltd
香港柴灣永泰道70號柴灣工業城第2期1805室
Unit 1805, Ph. 2, Chai Wan Ind City, 70 Wing Tai Rd, Chai Wan, Hong Kong
電話：（852）21726513　　傳真：（852）21724355
E-mail：cary@subseasy.com.hk

封 面 設 計／林雯瑛
內 頁 排 版／黃淑華
印　　　　刷／韋懋實業有限公司

■ 2022年4月28日初版　　　　　　　　　　　　　　Printed in Taiwan
ISBN 978-986-98715-5-6　　　　　　　　　　　定價／新臺幣 500 元
　　　　　　　　　　　　　　　　　　　　　（缺頁或裝訂錯誤的書，請寄回更換）

©2020 Benno Verlag GmbH, Leipzig, Germany
Dr. med. Michael Ptok Die Hildegard-Hausapothcke für die ganze Familie
All Rights Reserved／www.st-benno.de 本書內頁照片取得授權。